3 テスラ MRI 対応患者モニタリングシステム

Portable MRI Monitoring System

Pimot

2021 年 4 月 16 日（金）〜 18 日（日）
国際医用画像総合展（ITEM2021）に出展いたします。

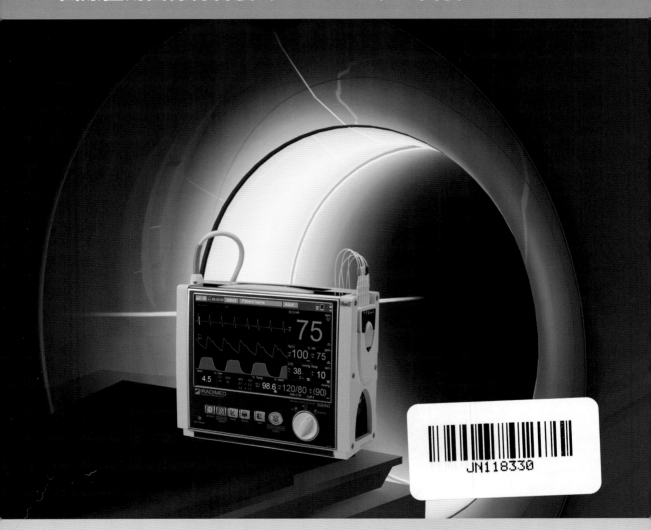

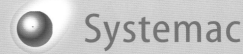

（株）杏林システマック

〒332-0031 埼玉県川口市青木1-13-1
TEL:048-253-2490 FAX:048-253-2382
http://www.kyorin-systemac.co.jp

ブース No.C1-02

Systemac

映像情報
Medical
4月号
April 2021
Volume 53 Number 4

CONTENTS

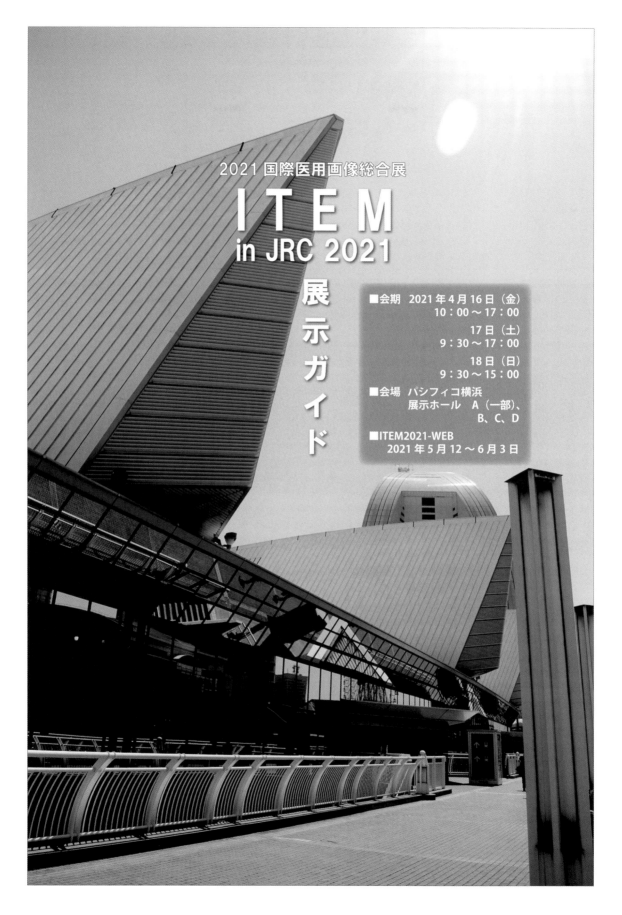

2021 国際医用画像総合展

ITEM
in JRC 2021

展示ガイド

■会期　2021 年 4 月 16 日（金）
　　　　10：00 ～ 17：00

　　　　17 日（土）
　　　　9：30 ～ 17：00

　　　　18 日（日）
　　　　9：30 ～ 15：00

■会場　パシフィコ横浜
　　　　展示ホール　A（一部）、
　　　　　　　　　　B、C、D

■ITEM2021-WEB
　2021 年 5 月 12 ～ 6 月 3 日

NEVER STOP
医療のいちばん近くから、次代を見つめる。

富士フイルムメディカル株式会社

　新型コロナウイルス感染症 (COVID-19) の診療に当たられている医療従事者の方々に心より敬意と感謝を申し上げます。2021年国際医用画像総合展では、AI技術と富士フイルム独自の画像処理技術を組み合わせた次代の医療を担うシステム・ソリューションによる画像診断サポートや効率的な検査ワークフローをご提案します。

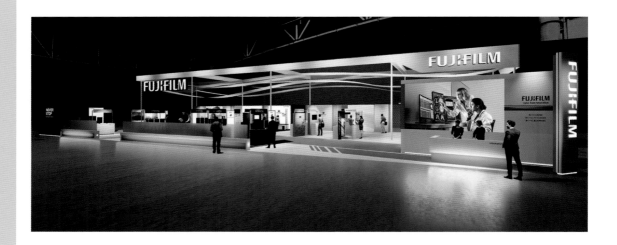

主な展示製品

■AIプラットフォーム「SYNAPSE SAI viewer」

　富士フイルムの医用画像情報システム (PACS)「SYNAPSE」上で、AI技術[※1]を活用した画像診断ワークフロー支援を実現するAIプラットフォーム「SYNAPSE SAI viewer」[※2]向けのアプリケーションとして、「肺結節検出機能」[※3]と「肺結節性状分析機能」[※4]を、AI技術を活用して開発しました。「肺結節検出機能」は肺結節の候補を検出して表示する機能です。その候補を医師が再確認することで、見落としの低減に貢献します。「肺結節性状分析機能」は肺結節の性状を分析して結果を表示するとともに、対象の所見文候補を提示する機能であり、医師が所見を書く作業をサポートします。

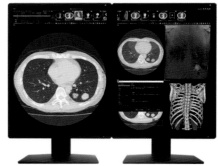

SYNAPSE SAI viewer

※1　AI技術のひとつであるディープラーニングを設計に用いた。
　　　導入後に自動的にシステムの性能や精度が変化することはない。
※2　SYNAPSE SAI viewer
　　　販売名：画像診断ワークステーション用プログラム　FS-V686型　認証番号：231ABBZX00028000
　　　SYNAPSE SAI viewer用画像処理プログラム　販売名：画像処理プログラム　FS-AI683型　認証番号：231ABBZX00029000
※3　肺結節検出機能　販売名：肺結節検出プログラム FS-AI688型　承認番号：30200BZX00150000
※4　肺結節性状分析機能
　　　(SYNAPSE SAI viewer　販売名：画像診断ワークステーション用プログラム　FS-V686型　認証番号：231ABBZX00028000)
※5　「肺結節性状分析機能」は「SYNAPSE SAI viewer」の機能の一部として薬機法における医療機器の認証を取得。

■ 一般撮影間接変換FPD装置「FUJIFILM DR CALNEO Flow」

「FUJIFILM DR CALNEO Flow」[※1]は、X線を読み取るセンサーパネルに軽量な薄型フィルムTFT基板を採用し、当社画像読取技術ISS[※2]方式と組み合わせて軽量化と高画質化を実現した一般X線撮影間接変換FPD装置です。14×17インチ、17×17インチの2種類のサイズと、GOS、CsIの2種類の蛍光体の計4機種をラインアップし、GOSシリーズの14×17インチサイズは約1.8kg（バッテリを除く）で、当社CRカセッテ（約2.0kg）より軽量化を実現した軽量タイプ、CsIシリーズのDQEは、58%（1Lp/mm・1mR）を達成した高画質タイプです。

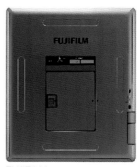

FUJIFILM
DR CALNEO Flow G47

※1 FUJIFILM DR CALNEO Flow　販売名：デジタルラジオグラフィ　DR-ID1800
　　認証番号：第302ABBZX00021000号
※2 Irradiation Side Samplingの略。従来型のFPDと反対側のX線照射面側にセンサを配置し、X線の照射面側よりX線から変換された光信号を読み取る当社方式。

■ 軽量移動型デジタルX線撮影装置「FUJIFILM DR CALNEO AQRO」の「手術用ガーゼの認識機能」

「FUJIFILM DR CALNEO AQRO」[※1]のオプションとしてAI技術[※2]を用いて開発した"手術用ガーゼの認識機能"[※3]は手術において最も体内遺残件数の多いガーゼの可能性がある陰影をX線画像中から認識し、その位置をマーキングする機能です。外科手術では、一般的に使用したガーゼが術後に体内に残っていないかを確認するために、手術前後にガーゼの数を数えて、カウント数が一致しているかを確認します。術後には手術室内で使用できる移動型のX線撮影装置で撮影したX線画像を目視で確認し、ガーゼ遺残の有無を確認します。術後のガーゼ遺残は重大な事故であり、合併症や感染等のリスクがあることから、本機能が広く利用されガーゼの遺残防止に貢献することを期待します。

※1 FUJIFILM DR CALNEO AQRO
　　販売名：富士フイルム DR-XD 1000
　　認証番号：第228ABBZX00132000号
※2 AI技術のひとつであるディープラーニングを設計に用いた。導入後に自動的にシステムの性能や精度が変化することはない。
※3 「FUJIFILM DR CALNEO AQRO」のオプション機能。すべてのガーゼの認識を保証するものではない。X線画像の目視を含めた総合的な最終確認が必要である。

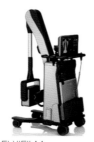
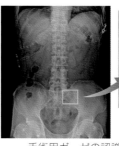
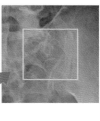

FUJIFILM
DR CALNEO AQRO

手術用ガーゼの認識機能による
ガーゼ陰影のマーキング

■ 感染症対策　持続除菌環境清拭材「Hydro Ag⁺アルコールスプレー / クロス」

富士フイルムの抗菌技術により除菌効果が長く持続し、院内感染対策に有用な「Hydro Ag⁺アルコールスプレー / クロス」はアルコール溶液中に銀系抗菌剤と室温で硬化する超親水ポリマーが安定的に分散されています。医療現場などで本製品を使用すると、対象物がアルコール除菌されるとともに、対象物の表面に銀系抗菌剤を含む超親水コーティング層が形成され、アルコールが蒸発した後も長期にわたり持続的に微生物の繁殖を抑えることができます。本製品は、院内感染対策のガイドラインに準拠しており、アルコールが蒸発した後も持続的に菌やウイルスの繁殖が抑制されるため、医療や介護の現場などにおける環境清拭にご利用いただくことで、感染症対策業務に大きく貢献します。

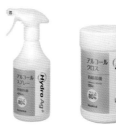

持続除菌環境清拭材
「Hydro Ag⁺アルコールスプレー /
クロス」

【富士フイルムメディカル株式会社】
営業本部 マーケティング部　TEL：03-6419-8033　URL：http://fms.fujifilm.co.jp

MRI患者モニタリングシステム「Pimot」を中心に、MRI/CT関連が充実

株式会社杏林システマック

　杏林システマックは「安全と安心を臨床現場に」お届けするため、CT・MRI・核医学の分野で、患者さんや医療関係者の方々に望まれる一歩先を行く医療機器の開発・製造・販売に取り組んでいく。

製品概要

■ MRI患者モニタリングシステム『Pimot』

　3テスラMRI対応の患者モニタである。従来のモニタと比較して小型軽量のモニタである。10インチのカラータッチスクリーンを採用した見やすい画面は、これに初めて触る医療従事者でも直感的に操作できるのが特徴である。また、Pimot本体は厳しい磁場環境下でもMRI本体の直近に配置できるため医療従事者に利便性を提供できる。さらにLi-ionバッテリーが搭載されていることから、患者の受け入れから院内移動中まで多くの状況下に持ち運んでバイタルサインを計測でき、シームレスにMRI検査が行える。標準構成はECG・SpO_2・NIBP・$EtCO_2$・心拍数の測定で、体温測定を追加したモデルもある。また、ワイヤレスリモートタブレットとベースステーション（オプション）を使用することで、モニタ本体の情報を操作室などで共有・監視が可能である。さらに別途マルチガスユニットを接続して各種Agentも計測できる。

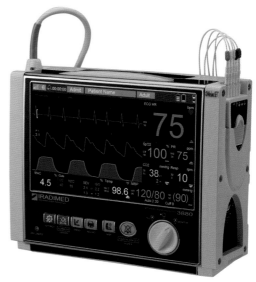

MRI患者モニタリングシステム『Pimot』

■ MRI輸液ポンプ『MRidium3860＋』

　MRidium3860＋は正にMRI室で使用することを目的として開発された輸液ポンプであり、既存のディスポシリンジを接続しても使えるユニークな特徴を備える。また、標準装備でマシモ社製Masimo SETを搭載しており、パルスオキシメータとしての機能も有している。（ただしSpO_2センサはオプション）MRidium3860＋は本体のみでもその運用は可能だが、さまざまな臨床現場に対応できるようオプションを備えている。たとえば、救命救急の現場では別途駆動部（サイドカー）を追加して2ポンプ仕様が多用されている。小児の現場ではこれにワイヤレスリモートを追加して2剤の薬液の設定変更や監視を操作室側で行っている。なお、本体とワイヤレスリモートを加えた仕様が最も普及しており、これにSpO_2センサを加えることで薬液投与の設定と管理、併せて生体監視もできる利点もある。

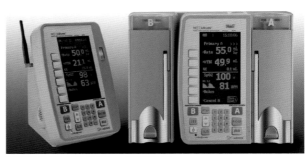

MRI輸液ポンプ『MRidium3860＋』

株式会社東陽テクニカ

TEL.03-3245-1351

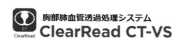

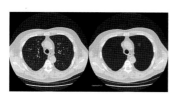

オリジナル画像　　ClearRead CT-VS
　　　　　　　　　処理済画像

この製品がオススメ！

■胸部読影支援システム『ClearRead』

胸部CT画像では肺野内の血管影を、胸部X線画像では肋骨などの骨組織を透過した補助画像を自動生成し、胸部読影を支援します。

血管と同径の結節、肋骨と重なった結節などの視認性が大きく向上し、病変の発見率向上に寄与します。ご使用いただいている医師からは「心的負担がとても軽減された」と声もいただいています。撮影装置の種類に依存することなく、あらゆる撮影画像に対応します。

今回の見所

近年大好評の胸部CT肺血管透過処理システム『ClearRead CT-VS』、胸部X線骨組織透過／経時差分処理システム『ClearRead XR』をはじめ、線量管理システム『DOSE』などを展示します。

また、近日開催予定のセミナー情報もいち早くお伝えします。

主な展示品

・胸部CT肺血管透過処理システム
　『ClearRead CT-VS』
・胸部X線骨組織透過／経時差分処理
　システム
　『ClearRead XR』シリーズ
・線量管理システム
　『DOSE』
・整形外科デジタルプランニングツール
　『mediCAD』

東洋メディック株式会社

TEL.03-3268-0021

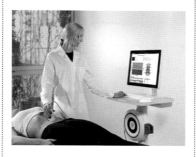

この製品がオススメ！

イタリアEcholight社の超音波骨密度測定装置 EchoS システムは、超音波を用いて腰椎と大腿骨を測定する骨密度測定装置です。国内で初めてFRAX骨折リスク評価ツールを搭載しました。X線被ばくがなく専用の設備は不要です。高いアクセシビリティを備えており、在宅、ベッドサイド、妊婦など、これまでと異なる場面でも骨密度測定が可能です。

今回の見所

超音波骨密度測定装置 EchoS システムをはじめとする骨密度測定関連製品、線量計、患者固定具に加え、当社独自のウェブ展示ブースでは、MRI装置対応品や、陽子線治療分野へのニーズに沿った固定具やQA装置などの製品紹介にも注力します。各製品について、カタログなどの紙媒体だけでなく、動画やウェブコンテンツにて、よりわかりやすい製品のご案内をしていきます。

主な展示品

・超音波骨密度測定装置
　EchoS システム
・放射線治療計画支援システム
　Workflow Box
・放射線治療QAプラットフォーム
　SunCHECK
・デジタルSRS/SBRT用
　QAソリューション myQA SRS
・MR装置適合
　SRS頭頸部固定システム Solstice

トーレック株式会社

TEL.045-531-8041

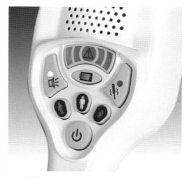

この製品がオススメ！

CEIA PD240CHはMRIでの検査前の安全用途として開発された金属探知機で、従来の金属探知機では検知が難しいリスクアイテム（増毛パウダーや使い捨てカイロなど）を検知し、かつ身に着けている対象物の磁性／非磁性を識別できます。460gと軽量で、使いやすいハンディ型です。実機を用意してお待ちしております。

今回の見所

リアルタイムでCTの線量を測定できるIVIscanがフランスで開発されました。従来の電離箱式や装置からの測定数値とは別に、実測値を出す新システム。動画を用いて、ブースで説明させていただきます。その他、リアルタイムの線量計 RD-1000 やモダリティ周辺機器としてハイブリッド型のサーベイメータを用意しています。

主な展示品

・MRI用金属探知機PD240CH
・MRI用磁性体検出機フェロガード・
　スクリーナ
・リアルタイムCT線量計IVIscan
　（新製品）
・光ケーブル式リアルタイム線量計
　RD-1000
・X線乳腺組織画像表示装置
　MB-1024DR
・ハイブリッドサーベイメータ
　RaySafe 452

た

ブース番号 D1-09

長瀬産業株式会社

TEL.03-3665-3161

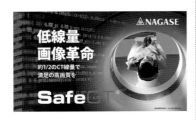

■この製品がオススメ！

■CT/MR画質改善システム SafeCT/iQMR

CT装置のDICOM画像からのノイズ除去により放射線被ばく線量低減が可能になるMedic Vision Imaging Solutions社（イスラエル）製の画像ベース逐次近似再構成ソフトウェアSafeCT、MR装置のメーカ・機種に関わらず撮像時間短縮を可能にする時短システムiQMRを紹介します。

■今回の見所

SafeCT、iQMRともに処理前、処理後画像を実際にご覧いただけます。実機を設置しますので、DICOM画像をお持ちいただければその場でノイズ低減処理を確認いただけます（SafeCTはアキシャル画像のみ、iQMRは未対応のシーケンス画像あり）。

また、手術検討ソフトウェアGRID（薬事未承認）の実機展示やトリアージ型AI-CAD（薬事未承認）の学術論文等を参考展示します。

■主な展示品

・逐次近似再構成プログラムSafeCT
・MR画像再構成ソフトウェアiQMR
・手術検討ソフトウェアGRID（薬事未承認）
・トリアージ型CADシステム aidoc BriefCase（薬事未承認）
・カプセル内視鏡CapsoCam Plus

ブース番号 D5-01

ニプロ株式会社

TEL.0120-864-522（株式会社グッドマン）

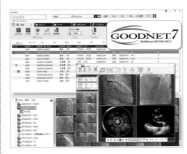

■この製品がオススメ！

Cardiology総合管理ソリューション「Goodnet」は昨年20周年という節目を迎えVer.7をリリースしました。

主に循環器分野で発生するMulti-frame DICOM画像の保存・閲覧、各種画像解析や検査レポートの作成はもちろん、パンニング撮影された下肢造影動画を自動的に1枚の画像に結合する下肢結合ツールを標準搭載。

Ver.7では作成レポートの承認ステータス管理機能や、管理が煩雑になりがちな非DICOMファイルの一元管理も可能です。

■今回の見所

今年のニプロブースでは例年よりも広くゆったりしたスペースにて、Goodnetなどの IT 関連機器に留まらず、モバイルエコー「ECHOMO™」など幅広い製品ラインアップで展示を行います。

■主な展示品

■Cardiology総合管理ソリューション「Goodnet Ver.7」
■DICOMビューワ「GoodView」
■レポーティングシステム「G-Record」
■解析ソフトウェア
・アンギオ画像解析システム 「QAngio XA」 「QAngio XA 3D（QFR）」「CAAS」
・心エコー画像解析システム 「TOMTEC-ARENA」
・血管内イメージング解析システム 「QIvus」「CAAS IntraVascular」
■モバイルエコー「ECHOMO™」

ブース番号 D1-04

日本ポラデジタル株式会社

TEL.03-6801-2331

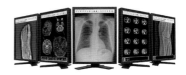

Extage REBIRTH-S レビルス
Extage REBIRTH-G レビルス

■今回の見所

日本ポラデジタルは医用画像に関するさまざまなソフトウェア製品、システム製品を開発・製造しています。

■主な展示品

■[J-Transmit]

健診バスで撮影した検査画像をリアルタイムで本部に自動転送できる「健診バス画像転送ソリューション J-Transmit」。Ipsec-VPN採用でセキュリティは万全、さらに通信回線料金も上り無制限の定額プランで送信枚数を気にせず利用いただけます。

■[Extage REBIRTH（レビルス）]

MPR画像、オブリーク画像、MIP画像作成、スライス位置自動同期等も標準装備の多機能DICOMビューワ。クリニックから病院まで幅広くお使いいただけます。REBIRTH-S医用画像サーバはMWM、健診読影、レポートサーバまでを内包し、Web対応クライアント、タブレット端末での参照にも対応可能です。REBIRTH-G医用画像ビューワは、直感的な簡単操作にもかかわらず紹介CD作成、他院CD取り込みをはじめとする多機能搭載のクリニック向けDICOMビューワです。

株式会社ネットカムシステムズ

TEL.06-4866-6431

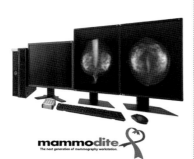

この製品がオススメ！

　弊社「mammodite（マンモディーテ）」は、ストレスフリーな読影環境をご提供することを目的とした乳腺画像診断ワークステーションです。

今回の見所

　直感的な操作で、高速に画像表示可能なワンタッチレイアウト機能や、所見入力においては、ガイドラインに準拠したシェーマ図を貼り付けるだけで、簡単に誰もがわかりやすい所見を作成可能です。さらに作成した所見は、電子カルテ等の端末と連携することで、閲覧も可能です。学会発表等に利用できる統計計算や施設画像評価取得に利用できる精度管理機能も搭載しています。

　現場の声を聴き「こんな機能があったらな」というニーズに応え、mammodite は "使える" 進化を続けています。

　前回 ITEM から2年間、現場から寄せられたご多くのご要望を取り入れ、"使える" 機能を多数搭載した mammodite を、より多くの方々にじっくり「使って判る」を体感いただけますよう、充分な感染対策を施し、ご来場を心よりお待ちしております。

株式会社根本杏林堂

TEL.03-3818-3541

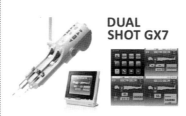

DUAL SHOT GX7

この製品がオススメ！

■AG用造影剤注入器
　『PRESS DUO elite』
　高精度な血管造影検査を可能にした AG用デュアルインジェクター。

■CT用造影剤注入器
　『デュアルショット GX7』
　造影剤検査の再現性、患者ごとの造影剤量適正化、ユーザビリティを追求。

■MR用造影剤注入器
　『ソニックショット7』
　安全性を考慮した造影検査を実施する CE エビデンスシステムをオプション搭載。

今回の見所

■CT装置の特性を引き出す各機能
　近年、CT装置にてさまざまな撮影方法が行われており、複雑化する造影検査を適切に行えるよう、造影適正化を目指したソフトウェアなどで、全面的にサポートするご提案をさせていただきます。また、インジェクターで医療安全に関する情報提供を求められるケースが多くなり、さまざまな安全機能のご紹介も実施させていただきます。

主な展示品

・CT用
　『デュアルショット GX7』
・MR用
　『ソニックショット7』
・AG用
　『PRESS DUO elite』

バイエル薬品株式会社

TEL.06-6133-6250（カスタマーサポートセンター）

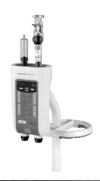

この製品がオススメ！

■新製品
"MRXperion (MR Injection System)"
　MRXperion の製品特長は、以下の通りです。
　①合理化された注入ワークフロー
　②情報管理機能の向上
　③強化された Point of Care 機能
　④充実したサポート機能
　会場で操作方法をご体験ください。

今回の見所

　線量管理システム "Radimetrics" の最新バージョンを展示します。ネットワークの親和性の向上や線量管理の効率化をサポートする機能が追加されました。また、線量情報に加えて造影検査情報も管理できる "Total Dose Management" の活用方法もブースにてご紹介します。

主な展示品

・MRXperion (MR Injection System)
・Radimetrics
　（医療放射線情報一元管理システム）
・Stellant (CT Injection System)
・Salient
　(Contrast Injection System)
・Mark 7 Arterion
　(Angio Injection System)
・Avanta
　(Fluid Management Injection System)
・イオパミロン®注
・ガドビスト®静注 1.0M
・EOB・プリモビスト®注シリンジ　ほか

PP-M-MRX-JP-0049-24-02

な

は

株式会社バリアン メディカル システムズ

TEL.03-4486-5020

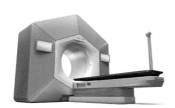

この製品がオススメ！

今年のITEM2021ブースでは、バリアンの適応放射線治療の最新情報をお届けする予定である。また昨年バージョンアップし、IGRT機能をさらに進化させたHalcyonがもたらすメリットを改めて訴求する。

今回の見所

今年は、リリースされたばかりの放射線治療計画用ソフトウェアEclipseの最新バージョンを紹介する。新しいEclipseは、より早く、品質の良い治療計画立案を可能にする。加えて、昨年末に発売されたばかりの小線源治療装置BRAVOSの実機展示を行う。グローバルメッセージである「Intelligent Cancer Care」を掲げ、TrueBeam、Halcyon、Eclipseを含む当社のIntelligentなソリューションをトータルケアとして魅せるブースデザインとなっている。

主な展示品

- ・医療用リニアック Halcyon
- ・医療用リニアック
  TrueBeam、TrueBeam Edge
- ・アフターローダシステム BRAVOS
- ・放射線治療計画用ソフトウェア
  Eclipse
- ・放射線治療計画支援用ソフトウェア
  Velocity
- ・放射線治療情報システム ARIA
- ・放射線治療計画QAソフトウェア
  Mobius3D
- ・放射線治療装置QAソフトウェア
  DoseLab

バルコ株式会社

TEL.03-5762-8720

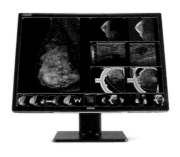

この製品がオススメ！

2021年1月に販売開始した新製品の「Nio Fusion 12MP」は、30.9インチのワイド画面を採用し、多様なモダリティ画像の1画面表示に対応したFusionコンセプトの最新機種です。世界初の12MPを実現したカラーディスプレイ「Coronis Uniti」で培ったカラー画像表示の再現性向上機能と画像観察支援機能の多くをサポートしながら、必要機能を抑えることで導入しやすい価格設定を実現しました。2台のワークステーションを切り替えて表示できるKVM機能も搭載しています。

今回の見所

医用画像表示ディスプレイコーナーでは、「PACS向けディスプレイ」と「マンモグラフィディスプレイ」を展示し、日本の医療現場に適した管理の負担を軽減する品質管理ソリューションなどもご紹介します。映像配信ソリューションのコーナーでは、手術室に近い環境でNexxis 4Kソリューションを最新の4K3Dディスプレイと接続し展示デモを行います。

主な展示品

- ・PACS向け診断画像表示用
  ディスプレイ
- ・マンモグラフィ表示用ディスプレイ
- ・サージカル画像表示用ディスプレイ
- ・非圧縮無遅延4K外科画像伝送
  ソリューション
  Nexxis 4K、Nexxis WorkSpot

PSP 株式会社

TEL.03-4346-3180

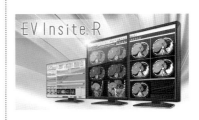

この製品がオススメ！

PSPの読影用ビューワ【EV Insite R】は皆さまの声をもとに、日々進化を続けています。PSPのビューワの最大の特徴は、お客様の好みやワークスタイルに合わせた、細かいカスタマイズ性です。臨床・教育・研究のどんな場面でも力を発揮し、日々の業務をサポートします。ITEM2021では、現場からの声を最大限に取り入れた最新のビューワを提案します。

今回の見所

放射線部門に携わる皆さまに向けて、画像管理、読影、撮影、教育、研究といった場面をサポートするシステム群を揃えています。また、関心を集める「読影レポートの見落とし防止機能」や「医療被ばく線量管理システム」も紹介します。皆さまのお立ち寄りをお待ちしております。

主な展示品

- ・PACS『EV Insite net』
- ・読影用ビューワ『EV Insite R』
- ・所見作成システム『EV Report』
- ・RIS『ARIStation』
- ・治療RIS『ARIStation RT』
- ・医療被ばく線量管理システム
  『ARIStation iSED』
- ・医療機器管理システム
  『ARIStation iMED』
- ・クラウド型サービス『CirA-S』
- ・統合検査情報システム
  『EV Portal View』
- ・地域連携システム
  『EV Portal View Plus』

は

ブース番号 B1-02

ViewSendICT 株式会社

TEL.03-5957-0112

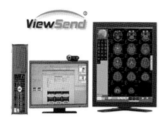

この製品がオススメ！

当社の遠隔画像診断支援サービスは医療機関同士の繋がりで実施するのが特長となっています。画像診断を実施する病院の常勤放射線診断専門医が遠隔にて画像診断を行い特掲診療科「遠隔画像診断」の施設基準でのサービスです。

そのことによって、読影依頼施設が遠隔画像診断による「画像診断管理加算」の算定が可能になっています。

今回の見所

■「ViewSendICT遠隔画像診断支援サービス」

遠隔画像診断による「画像診断管理加算2」(180点)または「画像診断管理加算3」(300点)を算定することが可能です。

・医療機関による医療機関のための遠隔画像診断
・読影医の顔がみえる(届出済みの常勤放射線診断専門医)
・翌診療日返信(迅速な返信)
・収益貢献(施設基準準拠の対価)

主な展示品

遠隔画像診断支援サービスの他に

・ViewSend PACS
 (小規模医療機関向けPACS)
・SoliPACS
 (Web型多機能PACS)
・ViewSend Anywhere遠隔画像診断システム

ブース番号 D1-06

株式会社ファインデックス

TEL.03-6271-8958

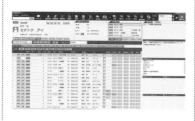

この製品がオススメ！

Web同意書/問診票を事前記載することで業務改善を行う「DocuMaker」をはじめ、各システムで作成したレポートを集約し既読管理を行える「C-Scan」、画像や文書、検査情報を集約した統合閲覧システム「Claio Dashboard」、放射線部門での業務フローに適したソリューションや院内共通でご利用いただけるシステムを多数出展します。

今回の見所

今年のテーマは「クラウド」です。現在多くの医療機関がオンプレミスのサーバで運用していますが、環境面の整備が進みクラウドの利用が検討されるようになりました。クラウド利用にはセキュリティや費用、利便性など考慮すべきことがありますが、当社製品とクラウドを組み合わせた新たなサービスでこれらの課題を解決します。

主な展示品

・Web文書記載システム「DocuMaker」
・文書管理システム「C-Scan」
・統合閲覧システム「ClaioDashboard」
・部門統合情報システム「ProRad RIS」
・放射線レポートシステム「ProRad RS」
・紹介情報管理システム「PDI+ MoveBy」
・検像システム「ProRad QA」
・統合画像文書ポータル「Claio」

ブース番号 D1-11

株式会社フィリップス・ジャパン

TEL.0120-556-494

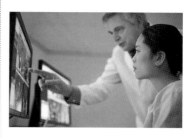

この製品がオススメ！

ヘリウムフリーマグネットを搭載する「Ingenia Ambition 1.5T」は、再度磁場を立ち上げる機能を搭載し、経済性と安全性を高めます。「IQon Spectral CT」の電子密度画像を用いて新たなコントラスト画像としてCovid-19による肺炎の早期指摘を示唆する画像などを紹介します。また、血管撮影装置「Azurionシリーズ」に対応した次世代モデルのプラットフォーム「Azurion R2.1」のシミュレータを国内で初出展します。

今回の見所

フィリップスは、"Together, we make life better."をメッセージに掲げ、患者を中心とした正確な診断、治療を目指すための最適なワークフローを示します。フィリップスが目指す4つの課題として、「患者のより良い健康の実現」「患者・家族の満足度向上」「医療従事者の環境の改善」「不要な医療コストの削減と収益改善」をベースとしたソリューションを紹介します。AIやICTを応用したアプリケーションや臨床画像などモニタでの各種製品プレゼンテーションを併用し、デジタルトランスフォーメーションが進んだフィリップスの医療ソリューションをご体感いただけます。

主な展示品

・MR装置『Ingenia Ambition 1.5T』
・CT診断装置『IQon Spectral CT』
・血管造影X線診断装置『Azurion R2.1』
・超音波診断装置『EPIQ』、『Lumify』
・ヘルスケアIT『Vue PACS Client』、『IntelliSpace Portal』

は

フォトロン M&E ソリューションズ株式会社

TEL.03-3518-6282

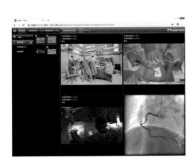

この製品がオススメ！

『Kada-Solution』は『Kada-Serve』『Kada-View』『Kada-Report』『Kada-Rec』による放射線・循環器部門向けのソリューション。またIPカメラ等の映像収録・保存・配信を行う手術映像収録配信システム『Kada-OR』も展開します。これらは院内システムとの連携にも対応しています。

今回の見所

『Kada-OR』は院内で発生する動画像を一元管理するシステム。DICOM画像以外のIPカメラや映像信号を収録・配信する様子を実機にてご紹介します。『Kada-Report』は登録業務の迅速化に貢献するため、バーコード等を活用した「物品デバイス自動登録」機能を新たに搭載。エコー計測機能を強化した『Kada-View』や透視像を録画、保存可能な『Kada-Rec』も実機にてご確認いただけます。

主な展示品

・手術映像収録配信システム
　『Kada-OR』
・マルチモダリティ対応
　DICOMビューワ『Kada-View』
・高機能DICOM動画サーバ
　『Kada-Serve』
・循環器部門向けレポーティング
　システム『Kada-Report』
・透視像録画/配信システム
　『Kada-Rec』

富士通株式会社

TEL.03-6252-2572

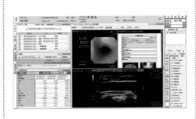

この製品がオススメ！

今回は新型コロナ（COVID-19）の対応で多忙な医療現場の皆さまに、今からお役にたてるソリューション製品をオンラインで紹介。デジタル化が進む中でさらに注目を浴びているVNAに加えて、中堅～大規模医療機関の皆さまに当社ならではのトータルソリューションを分かりやすくオンラインコンテンツでご説明。

今回の見所

HOPE LifeMark-VNAでは院内各部門に点在する画像・レポート・サマリなどの診療情報を一元化することでサイロ化かつ肥大化していく部門システムをスリム化。さらに電子カルテ診療情報と組み合わせることで医師や医療スタッフの診療業務効率化、見逃し防止に貢献。また更新時の移行費用や各部門システムのストレージを段階的に減らすことでイニシャルコストを低減可能。

主な展示品

・Vendor Neutral Archive：
　HOPE LifeMark-VNA
　他　中堅～大規模医療機関向けトータルソリューションをオンラインコンテンツで紹介。
　※展示品は変更になる可能性があります。

フジデノロ株式会社

TEL.0568-73-7575

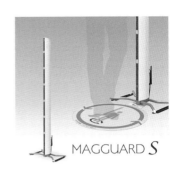

MAGGUARD S

この製品がオススメ！

MRI用磁性体検知器「MAGGUARD」が新しく開発され生まれ変わりました。高感度磁気センサ「iMus」採用により感度向上、磁場環境に合わせた基本設定を自動化、誤検知、見逃し抑止の改善を実施しました。またデザイン面でも薄型で壁面にフィットする洗練されたデザインになっています。

今回の見所

UV-C空気除菌装置「eLENAエレナ」を新型コロナ対策の装置として展示します。新型コロナウイルスの不活化を確認したUV-Cランプを使用しています。また、ブース内に3～4台稼働状態で設置し、ブースエリアの除菌を支援します。

主な展示品

・新型MRI用磁性体検知器
　「MAGGUARD」スタンド・壁掛け・
　ハンディ
・汎用画像診断装置ワークステーション用プログラム
　SDMD「SoniocDICOM PACS MD」
・UV-C空気除菌装置
　「eLENAエレナ」
・患者固定用
　「吸引クッション」
・放射線治療用患者固定具
　「FREEDOM」「SaBella FIEX」

は

富士フイルムメディカル

ブース番号 D5-04

TEL.03-6419-8033

この製品がオススメ！

富士フイルムの新しいカセッテDR「FUJIFILM DR CALNEO Flow」を展示します。X線を読み取るセンサーパネルに最新のスマートフォンやタブレットなどに使用されているフレキシブルTFTを採用することで、シリーズ最軽量を実現しました。ぜひ軽さを体感してください。

今回の見所

AI技術と富士フイルム独自の画像処理技術を組み合わせた次代の医療を担うシステム・ソリューションによる画像診断サポートや効率的な検査ワークフローを提案します。ITソリューションではAI技術を活用して開発した画像診断サポート機能による読影ソリューションほか、快適で使いやすい画像診断支援システムを紹介。X線モダリティソリューションでは新製品のセンサーパネルに薄型フィルムTFT基板を採用した「FUJIFILM DR CAL-NEO Flow」など最新の製品やソリューションを紹介します。

主な展示品

・医用画像情報システム
　「SYNAPSE SAI viewer」
・回診用X線撮影装置
　「FUJIFILM DR CALNEO AQRO」
・ワイヤレス超音波画像診断装置
　「iViz air」
・感染症対策
　「Hydro Ag$^+$アルコールスプレー・
　クロス」

フヨー株式会社

ブース番号 D1-14

TEL.042-462-3721

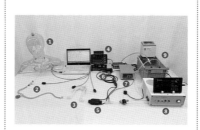

この製品がオススメ！

恒温脈流循環システム『CTPF-PR1』は温度・流量・圧力データを8ch USBオシロスコープで計測し、PC表示・記録することができます。

血管関係の実験・研究・試験などを行っている施設・企業様に非常におすすめのシステムになります。

今回の見所

温度・流量・圧力データを8ch USBオシロスコープで計測し、PC表示・記録することができる『CTPF-PR1』。手軽な操作性で脈動流を作り出す『ECシリーズ』。4ヵ所の圧力を同時に表示する『PD-720』。実機がありますので現在行っている実験・研究などや今後行いたい実験・研究にご利用いただけるかご確認ができます。

主な展示品

・恒温脈流循環システム
　『CTPF-PR1』
・多機能型脈動ポンプ
　『ECシリーズ』
・核医学用動態心室・心筋ファントム
　『ALPHA RI-4』
・4ch圧力表示装置
　『PD-720』
・恒温水槽
・脈流循環型水ファントム

株式会社ミハマメディカル

ブース番号 B2-05

TEL.03-5981-0561

この製品がオススメ！

独自のデザインをもつAADCO（アーデコ）X線防護衣エルゴライトは、人間工学に基づき軽量化し、プロテクタの荷重をヒップで受けることができるため、肩にかかる荷重を軽減します。特に長時間にわたる着用では、優れたエルゴライトの特徴をご体感いただけるでしょう。

今回の見所

X線防護製品や院内シューズは、医療従事者の方々にとって、よりストレスなく、より快適な業務が行えることを目指した製品となっています。

主な展示品

■AADCO X線防護用品
「差別化された特徴と機能性を備えた製品」

■WOCKシューズ
「帯電防止機能・134℃までのオートクレーブ滅菌および90℃までの熱湯洗浄可能（一部製品除く）・衝撃吸収インソール・スリップ防止機能」

は

ま

株式会社名優

TEL.047-480-6161

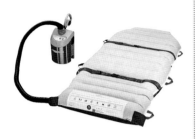

この製品がオススメ！

エアで膨らませる空圧式マット「ホバーマット」は、患者体重の1/10の力で移乗できるマットです。移乗、体位変換はもちろん、体圧分散効果があり除圧にも役立ちます。

「ホバーマット」を使えば、人員配置や時間帯によって少数のスタッフしかいない時でも、負担を感じることなく移乗を行うことができます。X線カセッテの挿入も簡単です。

今回の見所

「ホバーマット」を使った移乗やX線カセッテの挿入を実際に体験いただけます。また、仰臥位から腹臥位など、さまざまな体位変換時の使用方法を紹介します。

ヨウ素を放出する特殊加工により、マスク表面での細菌やウイルスの増殖をコントロールする性能を備えた「アクティブサージカルマスク」のサンプルもぜひお持ち帰りください。

主な展示品

・移乗／体位変換用マット
　「ホバーマット」
・放射線防護用手袋
　「X線ガードグローブプラス」
・サージカルマスク
　「アクティブサージカルマスク」

株式会社メディアーク

TEL.03-6659-6902

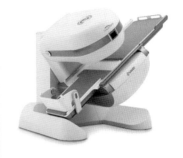

この製品がオススメ！

立位撮像機能搭載MRI装置「G-scan brio」は、日本で唯一使用できる荷重位検査が可能なMRI装置です。整形外科領域の検査において、従来法では取得できなかった、症状と相関のある機能的な画像情報を提供します。技術面では、圧縮センシング等の先進的な画像処理技術、GPUの追加、独自のコイル技術により、スキャン時間の短縮や高画質化(当社比)を実現しています。

今回の見所

屋外では、四肢専用MRI装置「O-scan」を移動式MRIとして運用するために設計されたコンテナMRIを展示します。

唯一の四肢専用MRI装置「O-scan」は、臨床用としては国内最小・最軽量なコンパクトMRI装置です。単独使用もしくは超電導型MRIの効率化を図るための併用機として活躍しています。

この機会に、実機を用いた撮像を是非ご体験ください。

主な展示品

イタリアEsaote社製MRI装置
・立位撮像機能搭載MRI
　「G-scan brio」
・整形外科専用コンパクトMRI
　「S-scan」
・四肢専用MRI
　「O-scan」
・四肢専用コンテナMRI　ほか

株式会社メディカルクリエイト

TEL.082-568-1920

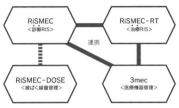

私たちメディカルクリエイトが、
放射線業務を力強くトータル支援。
4つの管理

<放射線業務を力強くサポートするシリーズ>

この製品がオススメ！

■**放射線情報管理システム「RiSMEC」**
業務上の問題点を解決できるカスタムメイドなシステム構築。効率的な操作性を基本に、医療安全対策としてeGFR値、造影剤副作用を色彩で注意喚起。統計資料は点数計算による業務量報告書、RI薬品管理による放射性医薬品使用記録簿(*in vivo*)等多数準備。
■**放射線治療情報管理システム「RiSMEC-RT」**
治療方針／計画〜実施／報告は基より、品質管理(計画〜検証)とJAS-TRO準拠集計等の統計管理を搭載。総合検索機能により、多様なデータ抽出に有効。
■**医療機器管理システム「3mec」**
簡単な入力で院内の医療機器の一元管理を実現。各種点検や修理等の文書作成／管理が容易。購入／維持費を管理し効果的な減価償却を判断。漏えい線量も管理可能。
■**被ばく線量管理システム「RiSMEC-DOSE」**
医療被ばくの線量情報を電子的に記録・管理。

今回の見所

・被ばく線量管理システム
　「RiSMEC-DOSE」
・医療機器管理システム「3mec」

主な展示品

・「RiSMEC」業務効率化と医療安全対策を提供できる診断RIS
・「RiSMEC-RT」タブレットと総合検索機能を搭載した治療RIS

ま

株式会社モリタ製作所

TEL.075-611-2141

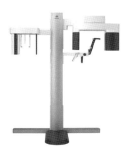

この製品がオススメ！

■『Veraview X800』

　CT/パノラマ/セファロ複合機です。当社最高峰のCT専用機『3DAccuitomo』に匹敵するCT画像品質を実現しました。

　CT撮影時：X線水平照射により、歪みとアーチファクトを低減しました。CT-Hi-Res撮影（FOV Φ40×H40mm）モードでは、MTF 2.5Lp/mmを実現しました。最大 CT-FOV Φ150×H140（mm）の大照射野撮影が可能です。

　パノラマ撮影時：取得した複数のプロジェクションデータから歯列全域に渡ってフォーカスの合った画像を合成。前歯や大臼歯、顎関節部位を観察しやすい画像にして表示します。

　CR/DRセファロもございます。

今回の見所

■『i-Dixel & X800、Accuitomo F17』

　2019年からIHE-Jコネクタソンに歯科ベンダーとして初めて参加し、SWF.bやRDSRを使用するREM統合プロファイルに適合していることを確認しています。より快適な診療フローを提供します。

主な展示品

■3D撮影が可能なX線装置
　『Veraview X800』
　『Veraviewepocs X700+ 3D』
　『3D Accuitomo F17』
■口内法コンピューテッドラジオグラフ
　『ディゴラ オプティメⅡ』
■画像診断ワークステーション
　『i-Dixel』『i-Dixel WEB』

株式会社ラムテック

TEL.047-343-8110

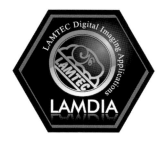

この製品がオススメ！

　設立以降現場の声をもとに開発を続けてきた、DICOM医療ソフトウェア群であるLAMDIAシリーズの便利さを実感してください。

　入力間違いが起きやすい検査時の被検者情報入力をサポートする「簡易MWMサーバ」や健診画像の保存管理が簡単にできる「健診車の画像管理システム」を実際に紹介します。

　院内システムとの連携にも最適です。

今回の見所

　昨年設立30周年を迎えました。

　今回ご紹介するソフトウェアを含め、ラムテックの製品は単体で導入ができ、既存のシステムをより使いやすくするご提案が可能です。

　また、弊社は現場の声を実現できるソフトウェアの請負開発も承っております。長年の経験実績による、製品実現に向けての開発技術もありますので、お気軽にブースにお立ち寄りご相談ください。

主な展示品

・MWM連携ソフトウェア
・撮影画像運用支援ソフトウェア
・DICOMDIR保存ソフトウェア
・DICOMtoJPEG変換ソフトウェア
・DICOM情報自動配送システム
・動画toDICOM変換ソフトウェア

株式会社 六濤

TEL.03-3813-7045

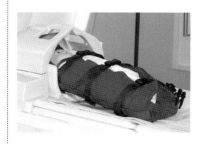

この製品がオススメ！

■真空固定具

　真空固定具は排気するだけで固まる固定具で、簡単な操作で被検者を固定し、動きを抑えることにより、モーションアーチファクトなどを軽減することができます。

特長

1）さまざまな用途に対応できます。

　全国で200を超える施設で導入され、MRI・CT検査だけでなく、RI・IVR・救急・内視鏡などさまざまな用途で使用されています。

2）簡単な操作で固定が行えます。

　バルブを固定し排気するだけで長時間の固定が行えます。また、バルブを緩めるだけで固定が解除されます。

3）患者様に優しい固定具です。

　ポリウレタン製カバーはソフトで優しい肌触りです。またマルチ・チェンバ・システムの採用により、患者様への圧迫感がほとんど有りません。

今回の見所

■真空固定具

　四肢用、頭部用、内視鏡用などさまざまな用途の真空固定具、および真空固定マットレスの製品を展示しますので、その場で固定具の特長を体感していただけます。

■MRI検査用アクセサリ

　サンドバッグなどのMRI検査用アクセサリを紹介します。

ま

ら

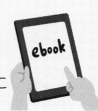

特集

ルーチンクリニカル CT

GEの最新CT装置Revolution Maxima
－Edison Workflowの使用経験－

川崎奨太[*1]／高橋良昌[*2]／橘高大介[*1]／佐藤久弥[*1,3]／加藤京一[*3,4,5]

昭和大学藤が丘病院 放射線技術部[*1]／昭和大学横浜市北部病院 放射線技術部[*2]／
昭和大学大学院 保健医療学研究科[*3]／昭和大学病院 放射線技術部[*4]／学校法人昭和大学 統括放射線技術部[*5]

Key Words ●オートポジショニング ●DLカメラ ●AI

GEの最新CT装置Revolution Maximaは、Deep Learning（以下DL）技術を搭載したAI搭載DLカメラが設備され、寝台上での患者の位置を自動で認識して、撮影プロトコルに合わせて、オートポジショニングすることが可能となった。その機能は、撮影開始時間までの時間短縮、ポジショニング精度の向上と再現性の高さに優れている。また、画像処理技術として搭載されているSmart MAR（Metal Artifact Reduction）や逐次近似応用再構成（ASiR-V）など最新技術により、医療の質の向上に大きく貢献できる装置である。

はじめに

昭和大学藤が丘病院は、CT装置を計3台保有し、うち救命救急用1台を診療放射線技師（以下、技師）1名で1日約20件、残り2台を技師3名、看護師3名で、1日約100件の検査を実施している。日々のCT検査業務は、CT専従技師1名、ローテーター2名の場合や、CT専従技師2名、ローテーター1名などのチーム編成で撮影業務および検像業務を行っている。

導入経緯

CT装置の導入にあたって、検査に対する安全面と画質の向上、さらに被ばく低減を追求した。また、検査効率を向上させるために、AI搭載DLカメラによる、オートポジショニングが可能である装置としてRevolution Maxima（図1）を導入した。

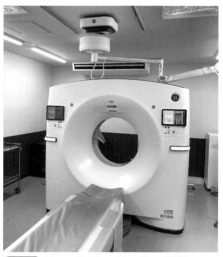

図1 Revolution Maxima外観

システム構成

Revolution Maximaは、各施設のニーズに合ったシステム構成が選択できる。たとえば、冠動脈

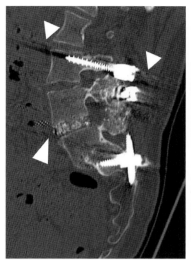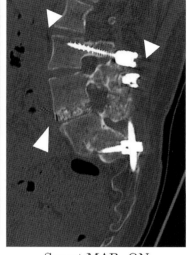

Smart MAR　OFF　　　　　Smart MAR　ON

図2 Smart MARの有無における画質の違い

CT検査などの特殊検査のオプション、さらにAI搭載DLカメラユニットの有無などが挙げられる。各施設のニーズに合った装置にモデリングすることで、装置の性能を最適な投資で最大限に引き出すことが可能である。

　当院はCT装置更新の際、検査効率の向上が求められていたため、AI搭載DLカメラを装備した。これにより、患者が寝台に寝ている位置を自動で把握し、適切な寝台の高さになるようにオートポジショニングが可能となった。また、金属アーチファクト低減技術のSmart MAR（Metal Artifact Reduction）によって、整形外科領域術後におけるスクリューの緩みや骨と金属の反応が観察可能となった（図2）。画像は、1024×1024マトリクスサイズで高画質の画像再構成が可能となり、操作コンソールのモニタ上で拡大した画像も高画質でストレスのない画像観察が可能である。さらに、逐次近似応用再構成（ASiR-V）を使用し、低線量でもノイズが少ない画像の提供が可能である。

AI搭載DLカメラの役割

　AI搭載DLカメラを使用したオートポジショニングは、操作者がガントリ両側に装備されたタブレット端末のパネルをワンタッチで操作可能であり、ポジショニング時間は操作者による影響が少ない。そのため、操作者のスキルに関係なく、再現性の高いポジショニングが可能となった。また、高い精度で回転中心にポジショニングされることから、マニュアルでのポジショニングよりも低被ばく高画質の画像提供が可能となっている。

AI搭載DLカメラの認識機構

　AI搭載DLカメラは、患者ごとの基準点（ランドマーク）を自動認識している。たとえば、胸部CT検査ではSN（Suprasternal notch：胸骨上窩）、腹部CT検査ではXP（Xiphoid process：剣状突起）をランドマークとして認識している。各施設で認識させるランドマークはプロトコル設定により変更可能である。選択した撮影プロトコルのランドマークを自動認識し、スカウト撮影範囲が装置付属のタブレット端末に表示される。ポジショニングの高さは、スカウト撮影範囲の最上位の高さ（**図3矢印**）を認識し、寝台の高さを決定している。この時の注意点として、腕の挙上が困難など、スカウト範囲内に検査部位以外のものが含まれている場合は、それを認識して、想定よりも体幹部が低くポジションされてしまう。そのため、従来の検査体位が困難な場合は、オートポジショニングを

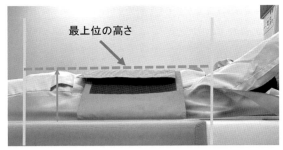

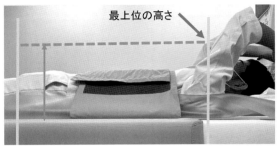
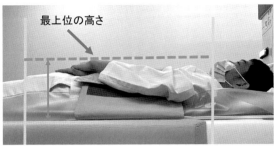

図3 オートポジショニングにおける寝台高さの決定方法

使用せず、マニュアルでのポジショニングが必要となる。

AI搭載DLカメラ使用時のワークフロー

AI搭載DLカメラの機能を使用したポジショニングから撮影開始までのワークフロー（**図4**）を紹介する。

①RIS端末より患者情報装置に送信
②患者情報を装置付属のタブレット端末より取得
③撮影する患者情報を選択
④撮影プロトコルを選択して、☑をタップ（②〜④はコンソール側での操作も可能）
⑤AI搭載DLカメラにて撮影プロトコルに組まれているランドマーク・スカウト撮影範囲が認識され、スカウト撮影範囲が表示される
⑥スカウト撮影範囲を修正・確認し、寝台移動のアイコンをタップ
⑦寝台がオートで移動し、撮影開始のポジションにて停止する
⑧操作者は操作室内に移動し、スカウト撮影を開始する

ここで、スカウト撮影範囲に修正の必要が生じた場合には、装置付属のタブレット端末を操作することで、スカウト撮影範囲を容易に変更することが可能である。スカウト撮影範囲の変更は、スカウト撮影範囲の変更したい外側をタップし、指を変更したい範囲まで操作することで、一方の撮影範囲が変更可能である（**図5a**）。また、スカウト撮影範囲内をタップし操作することで、撮影範囲全体が変更可能となる（**図5b**）。

AI搭載DLカメラの有用性

1）ポジショニング時間

AI搭載DLカメラを用いたオートポジショニング機能の有用性を検証するために、マニュアルでのポジショニングとオートでのポジショニング時間の比較を行った。ポジショニング時間は、フットペダルを踏んだ時に寝台がガントリ内に移動する直前からスカウトのスキャン開始ボタンを押すまでの時間とした。対象とした症例は、胸腹部CT検査において、上肢を挙上して検査を行った患者で各30症例のポジショニング時間を計測した。マニュアルでのポジショニングの時間は、平均 $42.0 \pm 13.8\,\mathrm{sec}$ を要した。一方、AI搭載DLカメ

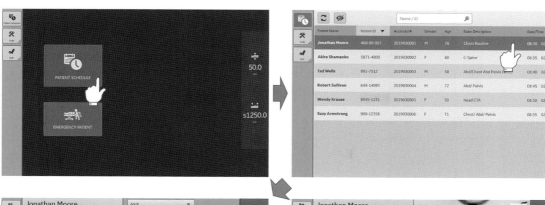

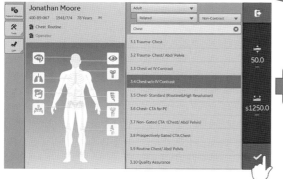

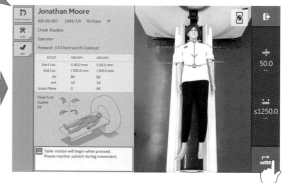

図4 ポジショニングから撮影開始までのワークフロー

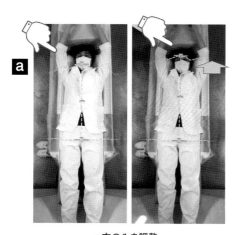

一方のみを調整

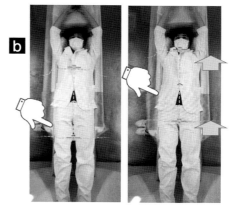

両端を調整

図5 Scout撮影範囲の調整方法

ラのオートポジショニング機能を使用してポジショ
ニングを行った結果、平均16.6±0.8sec secであり、
マニュアルでのポジショニングと比較して、有意
にポジショニング時間が短縮した（**図6**）。寝台の
移動速度などに変化はなく、ポジショニングが自
動化されたことで検査効率が標準化され、ポジショ
ニングの時間短縮に有用であることが確認できた。

2）ポジショニング精度

　AI搭載DLカメラを用いたオートポジショニン
グ機能のポジショニング精度を検証するために、
マニュアルでのポジショニングとオートでのポジショ
ニングのアイソセンターからのズレを計測し比較し
た。計測は、胸部から骨盤まで撮影された画像の
多断面再構成画像を用いて、各100症例計測し比

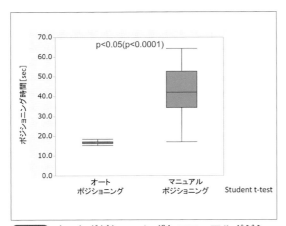

図6 オートポジショニングとマニュアルポジショニングにおけるポジショニング時間の比較

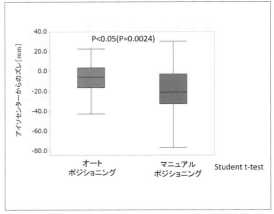

図7 オートポジショニングとマニュアルポジショニングにおけるアイソセンターからのズレ

較した。マニュアルポジショニングでのアイソセンターからのズレは、平均−17.0±25.7mmであり、患者を下方にポジショニングしていることが確認できた。一方、オートポジショニングでのアイソセンターからのズレは、平均−7.1±17.0mmであった。オートでのポジショニングは、マニュアルでのポジショニングと比較して、アイソセンターからのズレは、有意に少なく高いポジショニング精度を有していた（**図7**）。また、施設ごとでの設置環境やタオル・クッションなど施設特有で使われている周辺機器の影響を加味するためにオートポジショニング用のテーブル高決めの調整機能も付いており、施設ごとで適切な値に調整が可能となっている。

AI搭載DLカメラによる安全性の向上

　オートポジショニングは、ヒューマンエラーを未然に防ぎ、より安全な検査が可能である。患者の状態や複合部位の撮影により、Head First、Feet Firstと患者ポジショニングと選択プロトコルに誤りが生じた場合、それに気付かず上下が反転したスカウト画像を撮影してしまうことがある。しかし、AI搭載DLカメラを使用してポジショニングした場合、装置付属のタブレット端末にて赤くアラート表示され（**図8**）、オートポジショニングが使用できなくなる。タブレット端末を操作し、正しい向きに設定を変更することで、アラート表

示が消え、オートポジショニングが使用可能となる。また、腕の挙上不足などでガントリに肘などが接触する恐れがある場合は、オートポジショニングが時に接触予測部位を赤くアラート表示（**図9**）される。肘を伸展させ、腕をより挙上させることや、腕を下ろしての撮影に切り替え接触の危険を回避することで、アラート表示がなくなりオートポジショニングが可能である。

当院でのオートポジショニングの利用頻度

　当院でAI搭載DLカメラを用いたオートポジショニングを使用している部位は、現在胸部〜骨盤領域のみである。これは、前述したとおりポジショニングの精度がマニュアルでのポジショニングよりも優れており、ポジショニングの時間短縮にも効果があるためである。しかし、腕が下がっている患者やチェストドレーンバックなど大きな装着物がある患者には、ガントリとの接触を避けるためにマニュアルでのポジショニングを行っている。オートポジショニングを使用していない部位として、頭頸部領域や下肢領域がある。頭頸部領域は、頭部、副鼻腔、頸椎などの検査部位により寝台の高さを変更せざる負えないことが原因である。また、レーザーポインターを使用して左右のズレを修正した後にランドマークを決定しているため、AI搭載DLカメラに認識させ寝台を再度外に出して、オートポジショニングすることは現実的ではない。撮

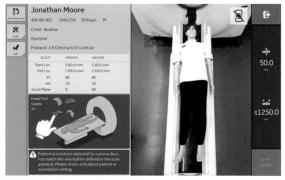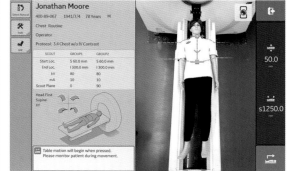

図8 ポジショニング確認アラート

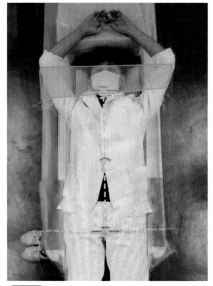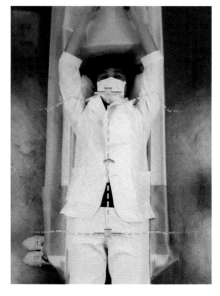

図9 ガントリに接触予測アラートの回避

影プロトコルごとに寝台の高さを調整でき、ガントリ内に患者を移動する前にレーザーポインターでのポジショニングが可能であれば利用できる。下肢領域においては、検側部位をアイソセンターとすると、非検側と検側で高さが異なる可能性があり、オートポジショニングでは適正なポジショニングができない可能性があるため利用していない。

その他の機能

その他の機能として、オペレーションコンソールにホームボタンが追加された。これにより、操作室内からの操作で寝台を下げることが可能となり、検査効率の向上に役立っている。この機能は、昨今のCOVID-19などの感染症患者との接触時間の短縮にも繋がると考えられる。

おわりに

Revolution Maximaは、検査に対する安全性に優れているだけでなく、AI搭載DLカメラを用いることで、精度の高いポジショニングを行うことによって画質の向上と被ばく低減が期待できる。また、AI搭載DLカメラを用いたオートポジショニングは、検査効率の向上が期待できる。Revolution Maximaは、導入前の当院の課題に対して十分に対応できており、ワークフローの改善に大きく貢献できる装置である。

AI技術を活用した
感染対策用のCT

谷川正敏

GEヘルスケア・ジャパン株式会社 CT営業推進部

Key Words ●オートポジショニング ●DLカメラ ●ワークフロー ●AI ●感染症対策

AI技術の一つであるディープラーニングを活用した当社最新CT装置「Revolution Maxima」は、高画質低被ばくCT検査を実現するために最新のハード・ソフトウェアを多く採用している。高品質なCT検査を提供するのみならず、スループットや感染症対策を重要視した自動化されたワークフロー機能を数多く搭載し、安全・安心な検査を提供するために設計・開発されたCT装置である。

はじめに

新型コロナウィルス（COVID-19）感染症拡大を防ぐためには適切な感染症対策が必要である。日々の生活習慣においても手洗いや消毒、マスクなどによる対策は周知されているが、患者が安全な環境で検査や治療を受けるために、医療機関におけるさらなる感染症対策が求められている。COVID-19の診断に活用されている検査の一つとして、CT検査が挙げられる。CT画像の活用が診断における有用性はすでに論文、テレビなどのメディアや紙媒体でも報道されている。GEヘルスケアは世界的にビジネスを展開するスケールメリットによる強みに加え、AI技術を活用した感染症対策のCTソリューションを展開している。

GEとしてのアプローチ

2020年初め頃から日本国内において本格的に拡大したCOVID-19は、2020年12月時点に国内では累計約18万人、死亡者数は2,500名以上[1]となり、さらに増加傾向にある。感染者を増やさないためには感染している患者から他者への感染を防止することが最も重要だと考えられている。適切な隔離・ゾーニングを行うことにより、感染者に適切な治療を行い、感染していない患者や医療従事者への感染を広げないための対策が求められている。全世界でCTを販売している弊社では、隔離・ゾーニングに着目し、感染症対策専用のCT検査環境「CT in Box」（**図1**）を開発し、国内では他社に先立って販売開始した。このCT in Boxは通常販売している診断用CTを活用し、感染症対策専用の検査環境を確立させた。

CT in Boxは、言葉通り箱型の専用検査室にCTを設置し、病院や検査センターの駐車場や、海外では大きな公園など、平面が存在し、隔離・ゾーニングが可能な場所に設置する仮設CT室である。このような設置場所による工夫だけではなく、陰圧の空調管理とHEPAフィルタを備えることにより、COVID-19疑いの患者を検査した後にCT室の空気がすべて10分程度で新たな空気に入れ替わるシステムになっている。日々複数名のCT検

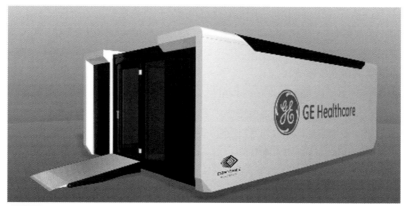

図1 CT in Boxイメージ図

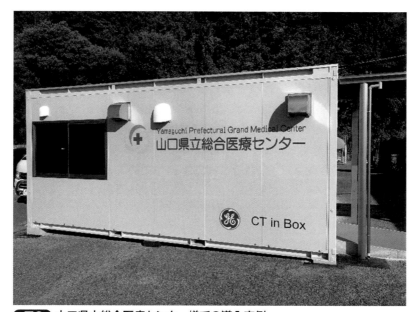

図2 山口県立総合医療センター様での導入実例

査が連続して続く環境に対応し、検査を実施する医療従事者の安全を第一に配慮された設備である。

　日本では緊急事態宣言発令の最中であった5月より導入を開始し、12月時点では国内で約10台の「CT in Box」が稼働し（**図2**）、海外での導入を含め130台以上の稼働実績がある。導入の際は、新たな建物を設置するため、多くの申請書類の準備、行政との調整など複雑な手続きが発生する。長引くウイルスとの共存による稼働実績の増加に伴い、導入スピードも上がってきており、GEヘルスケア・ジャパンでは、これらの手続きをスムーズに対応できるよう体制強化を早期に進めてきている。

Revolution Maximaによる感染症対策

　このように、隔離・ゾーニングによる患者同士の感染予防のみならず、特に感染症疑いの患者へ間近な距離で医療を提供する医療従事者を感染症から守ることが必要である。CTを開発している企業である当社は、検査工程の全体の流れにおいても感染症対策が必要であると考えている。AI技術の発展もあり、CT検査において患者と触れ合う機会や時間を大幅に短縮できる新装置の導入も進んでいる。

　CT検査は患者ごとに異なる体格や検査内容など、多種多様のニーズに応えることが求められる。医

療現場では、これらの検査を短時間に、正確に、かつ患者への負担を最小限に抑えることが日々追求されている。

　また、低被ばくで安全である検査に加え、操作者の専門や経験等を問わず、再現性の高いCT検査の実現が課題とされている。当社はこの課題に対し、ディープラーニング（DL）技術を搭載した次世代CTである「Revolution Maxima」（**図3**）のDLカメラにより、検査ごとに最適なポジショニングの自動化を実現した。

　Revolution Maximaは当社のAI開発環境であるEdison Platformで開発されたハードウェア・ソフトウェアをともに活用したEdisonワークフローを提供する最新CTである。Revolution Maximaはフルデジタル検出器などのハードウェア・逐次近似画像再構成法ASiR-VEなどの最新アルゴリズムやソフトウェアを数多く採用し、医療を取り巻く環境が変化し続けている中でも、お客様のニーズに応え続けられることをコンセプトに開発されたCTだ。当社のフラッグシップCTである「Revolution CT」の技術をフローダウンしながらも、新たにAI技術を取り入れることにより、CT検査の一連の流れを最適化することが開発コンセプトである。特に海外をはじめ、医療現場のニーズと

してワークフローの自動化が求められており、いち早く製品化に成功した。

ディープラーニング技術を駆使した次世代ワークフロー

　CT検査で世界的にも課題となっている検査工程の一連の煩雑な流れを大きく改善し、患者には安全で高品質な検査を提供することが可能になった。装置のガントリ前面には安全面を考慮し、固定された左右に取り付けられたタッチパネルでの操作、また人工知能技術の一つであるディープラーニングを用いたDLカメラによる患者のポジショニングを自動で実施するEdisonワークフローを医療機器業界でもいち早く取り入れた。

　CT検査時に最も低被ばくで高画質な画像を得ることが可能な患者のポジショニングは撮影範囲および体厚のアイソセンターに検査基準点を揃えることが求められる。胸部CT検査時には患者のポジショニングが実際にアイソセンターから95%の頻度でズレが発生していると報告されている[2]。当社が開発したEdisonワークフローはディープラーニング技術を活用し、患者一人ひとりに最適なポジショニングを自動で計画しオペレータの最

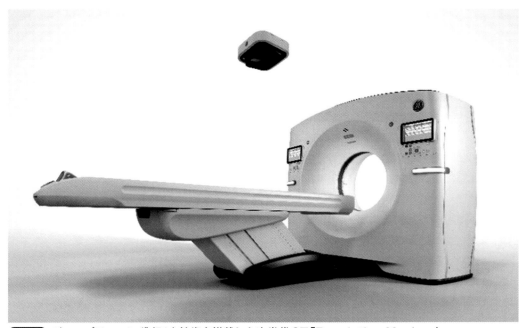

図3 ディープラーニング（DL）技術を搭載した次世代CT「Revolution Maxima」

終確認の元、最も効果的なCT検査を実現するように設計されている。

Edisonワークフローの自動ポジショニング機能はDLカメラによって実現されている。人工知能技術により患者のアナトミカルリファレンスを自動的に認識する。また、患者の深さ（深度）をリアルタイム認識できる特徴を持ち、オートセンタリング機能を実現する。これによりオペレータの熟練度に依存しない、常に一定したノイズインデックスの画像を得られる可能性が高い。均一な画像を適切な患者ポジショニングで撮影することにより、最適なX線量での撮影も可能になる。ポジショニングの自動化によるメリットとしては、オペレータが変わっても、一定のポジショニングが期待できる点、特に同一患者でのフォローアップ検査など検査画像の比較にも活用することが可能である。

さらにDLカメラにより、患者のテーブル上での方向（head/feet first, prone/supine, left/right side）と選択されたプロトコルとの方向とのミスマッチ判定が可能であり、方向による撮影間違いなどを低減できる可能性が高い。

オペレータおよび患者の安全を実現

CT検査時に「多少おおまか」なポジショニングをしても、ディープラーニング技術[3]によるポジショニングの計算技術を活用することで、患者に直接触れあう機会や時間が大幅に軽減され、新型コロナ感染症対策にも適しているとユーザからの報告を受けている。DLカメラの技術が取り入れられるまでは患者ポジショニングに伴う時間や労力が必要であった。DLカメラはディープラーニングにより検査ごとに必要なポジショニングに伴う時間や労力を大幅に軽減することを目的にした技術である。特にポジショニングをする際には操作者は患者に接近し、患者の顔から2m以内で作業を行う時間が必要であった。DLカメラの技術を使うことにより、操作者が患者の顔から2m以内で作業を行う時間が約半分に軽減することができていると同ユーザから報告を受けている。

また、ガントリ緩衝防止機能も備えられており、安全性も考慮されている。ポジショニング後、ワンタッチ操作によりCTが自動で検査開始位置まで自走するため、テーブル送り中には操作者の両手が自由になり、より安全な検査が可能となっている。このように、安全安心な検査を提供するとともに、感染症対策、あるいはスループットを重要視したCTの検査環境を提供するためにRevolution MaximaはCT検査を開発された。国内外でもすでに多くの導入事例もあり、今後は感染症対策として導入決定している施設も多くあり、当社はユーザとともに操作者や患者にさらに安心で安全、かつ効果的な検査を提供できるように協力を続けていく所存である。

おわりに

CT検査を受ける患者それぞれに最適なポジショニングを行うことが可能になるディープラーニングを搭載した最新技術「Edisonワークフロー」は、安全であり低被ばくである検査に加え、操作者の専門や経験等を問わず、再現性の高いCT検査が実施できる。このような、有用なAI技術をいち早く製品化していくことで、より効率的かつ効果的なアウトカムを提供できるように開発を続けている。

当社は今後も医療課題の解決に取り組むヘルスケアカンパニーとして、多様化する医療現場のニーズに応え、患者一人ひとりにあった質の高い医療を効率よく提供するプレシジョン・ヘルスの実現に貢献していく所存である。

※「Deep Learningは製品開発に用いられており、納入後に学習し続ける技術ではない。」
販売名：Revolution Maxima（レボリューションマキシマ）
認証番号：301ACBZX00013000　JB01133JA

参考文献

1) 厚生労働省：国内の発生状況など https://www.mhlw.go.jp/stf/covid-19/kokunainohasseijoukyou.html
2) Li J et al: Automatic patient centering for MDCT: effect on radiation dose. AJR Am J Roentgenol 188: 547-552, 2007
3) 東京女子医科大学病院 中央放射線部 橋本弘幸：COVID-19対策CT検査; JB01057JA

SIEMENS社製CT装置
SOMATOM go.TOPによる
CT業務の効率化

乙部克彦

大垣市民病院 中央放射線室

Key Words ●低管電圧CT撮影　●Tin filter　●iMAR

SIEMENS社製 SOMATOM go.TOP には業務の効率化につながるさまざまな機能が搭載されており、患者に有益な検査が可能となっている。大垣市民病院に導入されて1年半経過したが、CT業務の効率化により大幅に検査件数が向上した。本稿では当院おけるgo.Topの運用を含め、ワークフローの改善、AI機能と自動化技術、金属アーチファクト低減技術、低管電圧撮影、低線量撮影などのgo.Topの機能について紹介する。

はじめに

SIEMENS社製 SOMATOM go.TOP（以下 go.Top）が大垣市民病院に導入されて1年半が経過し、CT検査数が大きく向上した。go.Topには業務の効率化につながるさまざまな機能が搭載されており、患者に有益な検査が可能となっている。本稿ではgo.Topの機能について当院の運用方法を含めて紹介する。

図1 go.Topによる検査数の向上

CT検査数の向上について

当院の診断用CT装置は3台あり、年間のCT検査数は約50,000件で、うち救急外来患者を除く一般外来患者検査数は約25,000件である。go.Topは一般外来患者用として導入し、直近1年の検査数は約14,000件となっている。当院では1名の技師で撮影と画像処理を行っており、go.Topの1日の平均検査数は60〜70件で、多い時は午前中に40件ほどの検査を行っている。また、当院の特徴

として診療放射線技師がCT一次所見レポート作成を行っており、検査数の約6割のレポートに携わっている。図1に2019年8月にgo.Topが導入され、軌道に乗った10月から3月までの検査数の推移と前年度比を示す。半年間の前年度比は115％で、go.Topによる検査数の向上がみられた。go.Topの主な検査内容は、頭頸部（3DCTAを除く）と3DCTAを含む体幹部の単純造影撮影である。

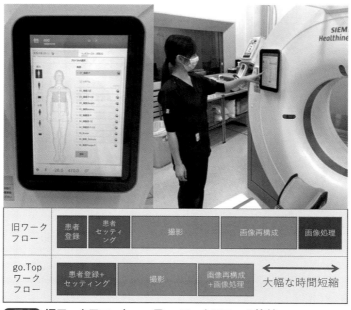

図2 旧ワークフローと go.Top ワークフローの比較

また特殊検査として小児循環器領域や上下肢動脈等の撮影も行っており、冠動脈CTやCTコロノグラフィのバックアップ装置としても活用している。

go.TOPの業務効率化に役立つ機能

1）タブレット端末を用いたワークフロー

図2にgo.TOP導入後のワークフローを示す。旧装置のワークフローと比較して大きな違いはタブレット端末（モバイルワークフロー）の存在である。旧ワークフローでは、装置に患者登録をした後に患者を呼び入れてセッティングを行っていたが、go.TOPワークフローでは、タブレット端末により患者登録や撮影プロトコルの選択をしながら患者セッティングが可能となり、大幅な時間短縮となった。位置決め撮影時の寝台動作も速く（FAST Topo）、胸腹部単純CTの1件あたりの撮影時間は患者が寝てから降りるまで約1分50秒ほどである。また、タブレット端末でCT室内での撮影と画像確認もできるため、体動のある患者への対応、CTガイド下生検時の画像の位置確認、新型コロナウイルス感染症（COVID-19）撮影時のゾーンニングにも有用である。

2）AI機能と自動化技術

go.TOPにはさまざまなAI機能と自動化技術が搭載されており、撮影時間と画像再構成および画像処理の時間短縮に貢献している。FAST Planning機能により位置決め画像から撮影範囲が自動設定され、必要に応じて微調整を加えすぐに撮影が可能となる。またInline Anatomic Range機能により、撮影された画像は基準線に合わせた角度で自動に位置合わせが行われる。基準線に合わせて画像作成が必要な頭頸部領域では特に有用であり、角度補正はほぼ必要なく、範囲を決めるだけで再構成が可能となっている。さらにDirect 3D Recon機能により、従来のようにいったんvolume dataを作成することなく、すぐに（各部位の解剖学的基準線に合わせた）MPR（Multi-Planar Reconstruction）画像の作成が可能である。

3）金属アーチファクト低減技術

iMAR（iteractive Metal Artifact Reduction）は、画像診断の障害となる体内金属からのアーチファクトを低減する技術であり、体内金属の形状や部位に合わせた8つの画像処理パターンが用意されている。図3に四肢インプラント用のiMARにて再構成を行った画像を示す。オリジナル画像

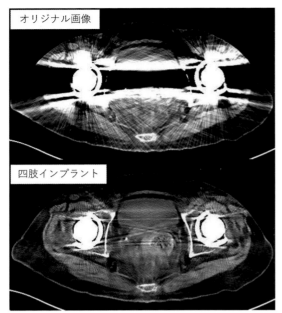

図3 iMARによる金属アーチファクト低減

オリジナル画像

四肢インプラント

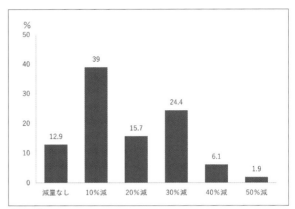

図4 造影剤減量の内訳

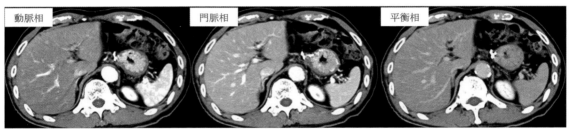

動脈相　門脈相　平衡相

図5 造影剤30%減量（420mgI/kg）による低管電圧ダイナミック撮影画像

と比較すると骨盤の金属アーチファクトは大幅に低減され、骨盤内臓器が明瞭に描出されている。iMARにより診断困難であった領域が描出され、診断医にとっても有用で読影の効率が向上する。

患者に有益な技術

1）低管電圧撮影

　腎機能が低下している患者の造影検査は可能な限り造影剤の減量を行うことが望ましく、診療科からの要望も多い。当院では管電圧（基準：120kV）を10kV下げるごとに10%の造影剤減量を行っており、管電圧の選択は管電圧自動調整機能であるCARE kVを用いている。go.TOPで撮影を行った体幹部造影撮影（1相）は直近1年で3,343件であった。図4にその内訳を示す。管電

圧の選択は患者体型に依存するが、87.1%の患者で10%～50%の造影剤減量が可能であった。図5に造影剤30%減量（420mgI/kg）によるダイナミック撮影画像を示す。どの時相も十分な造影効果が確認され、診断に影響のない画像が提供可能となっている。また、造影剤減量の利点は腎臓の負担を軽減するだけではなく、造影剤の注入圧も抑えられ、血管損傷の発生の低減や造影剤ルートの留置針サイズを小さくすることも可能で、静脈血管が細くルート確保が難しい患者へも有用である[1]。

2）Tin filter

　Tin filterは非造影剤検査や高コントラスト領域にターゲットをおいて、低エネルギー成分を大幅にカットし、平均エネルギーを高エネルギー側へシフトさせる特徴があり、特に胸部CTでの低線

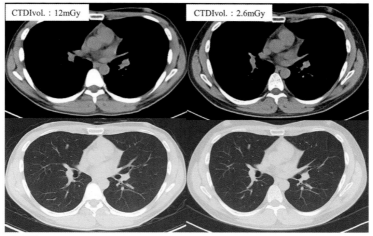

図6 通常線量と低線量による胸部CT画像の比較

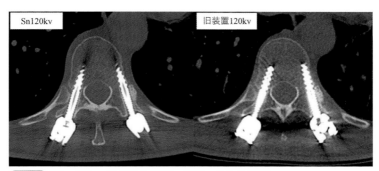

図7 Tin filterによる金属アーチファクトの低減

量化に有用である[2]。当院では放射線診断医と検討し、肺野と縦隔の評価が可能な範囲で「胸部」の低線量CTの導入を行った。**図6**に実際の臨床画像を示す。通常CTのCTDIvol.は12mGyであるが、低線量CTでは2.6mGyと約80%の線量を低減することが可能であった。経過観察で短期間に撮影を行う患者や若年層への撮影は低線量CTで行っている。また、Tin filterによるX線スペクトルの高エネルギー化は整形領域や形成外科領域における金属アーチファクト低減にも有用となっている[3]（**図7**）。

おわりに

go.TOP導入前は、午前中に画像再構成待ちが発生し、診療科への画像提供や顔面骨等の3D作成が遅くなることがしばしばあった。撮影から画像再構成、画像転送まで技師1名で行っており、非常に多忙であった。導入後は、前述したAIによる自動化や業務効率化につながる多彩な機能によりこれらの問題が一掃された。また、当日の緊急検査にも柔軟に対応することが可能となり、待ち時間のないCT検査が実践されている。CT装置の定期的メンテナンスも年1回となっており、その点においても経済性の高い装置といえる。現在go.TOPは当院において運用面における中心的な存在となっており、「働き方改革」の推進にも一役買っている。

参考文献

1) Park HJ et al: Relationship between Lower Dose and Injection Speed of Iodinated Contrast Material for CT and Acute Hypertensitivity Reactions: An Observational Study 293（3）: 565-572, 2019
2) 鳥居陽子ほか: 超低線量CT肺がん検診実施に向けての検討. CT検診26（1）: 37-44, 2019
3) May MS et al: Radiation dose reduction in parasinus CT by spectral shaping. Neuroradiology 59（2）: 169-176, 2017

AIを活用して開発した 最適な検査の選択と自動化技術

田中秀和

シーメンスヘルスケア株式会社 CT事業部

●AI ●自動化

70kVを使用して造影剤量を半減可能な低管電圧撮影、胸部や腹部を一般撮影並みの線量で撮影可能な超低線量撮影、ヨード等の取り込みを視覚的、定量的に表現化可能なDual Energy撮影、これらはすべて従来と異なるX線スペクトラムを使用したSiemens HealthineersのCT撮影技術である。検査目的や患者背景に合わせた最適なX線スペクトラムを選択する時代に、これらの技術を誰でも撮影、活用可能なルーチン検査として行っていくための最先端のAI技術を紹介する。

はじめに

Siemens HealthineersがAIを用いたCT検査の自動化システムを開発した背景には、近年のCTにおける技術の高まりと、それに伴う検査の複雑化がある。

本稿では前半で、Siemens Healthineersの代表的な撮影技術として管電圧を70kVから10kV間隔で選択を可能とし、検査目的や患者背景に応じて個別化されたCT検査を実現する「低管電圧撮影」、スクリーニングやフォローアップ検査における超低線量撮影を実現する「Tin filter technology」、従来のCT検査では得られなかった機能情報を取得できる「Dual Energy Imaging」を解説する。

後半では、それらの撮影技術を、AIを活用してオペレータの技量にかかわらず活用でき、最大限の効果を発揮することを目的として開発された、自動ポジショニング技術「FAST 3D Camera」、人体における解剖学的構造の自動認識機能「ALPHA Technology」、検査全体の自動化を可能にした「myExam Companion」について説明する。

Siemens Healthineersの撮影技術

1) 低管電圧撮影

造影検査におけるヨード造影剤の減量について、低管電圧撮影と逐次近似画像再構成（IR）の併用がガイドライン[1]で推奨されるなど、管電圧を下げてCT検査を実施する重要性が高まっている。たとえば、管電圧を120kVから70kVに変更した場合、同一注入条件のヨード造影剤は約2倍のCT値上昇が見込めるため、同等の画像ノイズを担保することができれば、約半分の造影剤使用量で同じ造影効果が得られることになる[2]。画像ノイズを一定に保つには高い管電流出力が必要となるが、Siemens Healthineersでは、70kV、80kV、90kVの各管電圧においても800mAを超える大電流を実現したX線管 "Vectron" や "Athlon" を採用し、より多くの被検者や検査目的にlow kVを適用することが可能である（**図1**）。

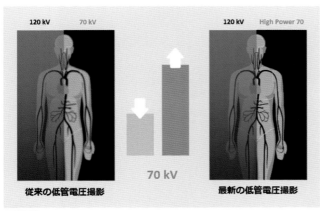

図1 Siemens HealthineersのX線管で可能になる低管電圧撮影

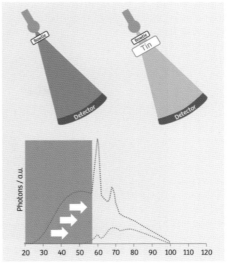

図2 Tin filter technologyの特性

また、4Dイメージングは、low kVの恩恵を最も享受できる検査の一つであり、その重要性はますます高くなってきている。最新の装置ではテーブルのスムーズな往復運動によるダイナミック撮影によって、40cm以上の70kVを使用した低ヨード造影剤量4Dイメージング検査が可能となっている。

2) Tin filter technology

CT装置は連続スペクトルを有するX線を利用しているため、画像に寄与しないX線の低エネルギー成分をカットする付加フィルタが搭載されている。一般的に、付加フィルタにはX線の利用効率を高める働きがあり、被検者への無効被ばくを低減すると同時に、画質と被ばくを最適化する役割も果たしている。

Tin filter technologyは、X線管の照射窓に隣接するコリメータボックスに取付けられた、Tin（Sn、スズ）の可動式付加フィルタであり、一般的なCT装置に搭載されているボウタイフィルタやウェッジフィルタに追加して使用する。連続スペクトルの低エネルギー成分を強力に除去し、平均エネルギーを高エネルギー側にシフトさせる特性を有している（図2）。

一方で、Tin filterはX線光子量を減少させるため、光子の損失を補うためのパワフルなX線管の搭載が要求される。同時に、大電流下での空間分解能低下を防ぐため、精度の高い焦点サイズコントロールが必要不可欠となる。さらに、Tin filterイメージングは低線量撮影によって得られる信号が低下するため、非常に低い電子ノイズレベルと良好な直線性を兼ね備えた検出器も必須となる。これらの条件を満たすハードウェアとして、各CTに設計されたX線管と、アナログ回路を一切なくし、低ノイズかつ高感度を実現したStellar Detectorを搭載することによって、Tin filterによる超低線量CT撮影が実現している。

Tin filter technologyは、その他の線量低減技術との併用が可能な点も特徴の1つである。たとえば、AEC（自動露出機構）や、逐次近似画像再構成法が挙げられる。これら、従来の線量低減技術と次世代のTin filter technologyが生み出すシナジー効果によって、一般レントゲン撮影と同等の線量レベル[3]で胸部超低線量CT撮影が可能となってきており[4]、画質を担保した臨床画像の提供を実現している。

3) Dual Energy Imaging

Siemens HealthineersのDual Energy Imagingの強みは、single energyによる撮影と比べて画質を犠牲にすることなく、また、被ばくを増やすことなく付加情報を提供できることにある。このコンセプトは、2005年のDual Source CTによるDual Energy Imagingを発表して以来一貫して推

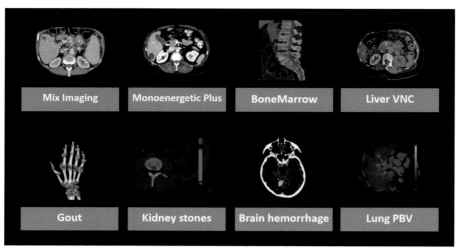

図3 Siemens HealthineersのDual Energy Imagingで可能になる解析の一例

し進めており、Single Source CTによるDual Energy Imagingである"TwinBeam Dual Energy"や、高エネルギーと低エネルギーのデータ収集を連続して行う"TwinSpiral Dual Energy"においても継続して取り組んでいる。

Dual Energyアプリケーションの一つに、読影用グレースケール画像のヨード-組織間コントラストを強調するMonoenergetic Plusがある。Monoenergetic Plusは空間周波数処理を応用した第二世代の仮想単色X線画像であり、low keV領域における画像ノイズの上昇を抑制した画像再構成が可能となっている[5]。また、同時に120kV相当のmixed imageを作成できる点や、Two-material decompositionとThree-material decompositionに代表される物質弁別の解析アプリケーションを使用できることもSiemens HealthineersのDual Energy Imagingの特長である（**図3**）。

AIを活用して開発した自動化技術

1）FAST 3D Camera

FAST 3D Cameraは、CT装置が被検者を認識して正しいポジションでの撮影を可能にする自動化技術である。

イギリスで報告されたデータによれば、CT検査全体の95％においては被検者を正確にポジショニングできておらず、平均してアイソセンターから

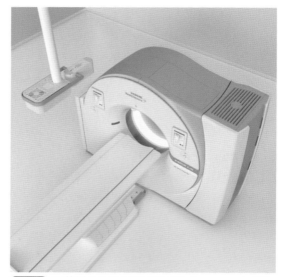

図4 天井側から見たFAST 3D CameraとCT装置

上下に2.6cmのずれが生じている。この誤差はわずか数センチというレベルであるが、仮にアイソセンターから3cmずれたポジショニングをした場合には、最大18％の被ばく量と最大6％のノイズ量が増える可能性があり、診断への影響が懸念される[6]。FAST 3D Cameraを用いることにより、このような被ばくや画質のばらつきを最小限に抑えることが可能になる。

FAST 3D Cameraには内部にRGBと赤外線の2つのカメラが搭載されている（**図4**）。この2つの

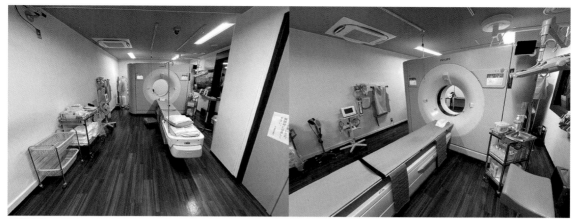

図1 IQon設置状況
角ばったデザインであり大きく見えるが、広いとはいえない既存の撮影室にも動線を確保した上で設置可能であった。

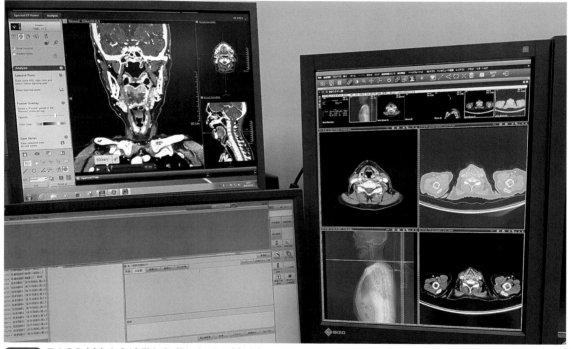

図2 PACS（右）から連動し起動したISP（左上）、ISP画面の下側のスライドバーでkeVをリニアに変更できる

体重症例）や新規病変、術前の造影CTを診断能向上や付加情報を期待してIQonで施行することが多い。

　想定した通り、造影内容を指示する立場にとって毎日ありがたみを感じるのは、高体重の腎機能不良症例の診断能を担保した造影剤量低減が可能となったことである。文献的には50keVの仮想単色X線画像を用いると、造影剤量を半減しても

CNRが保たれると報告されているが[1, 2]、実際にかなり安心して造影剤量を低減できる。以前であれば、得難い画像が得られており、実際に診断、治療に結びついた症例を提示する（図3）。

　余談であるが、現状では、造影剤低減のダイナミックCTではボーラス性を保つために生食と造影剤を混注することが多いが、準備が煩雑であり、Dual energy CT時代に適した150mg I/mL程度

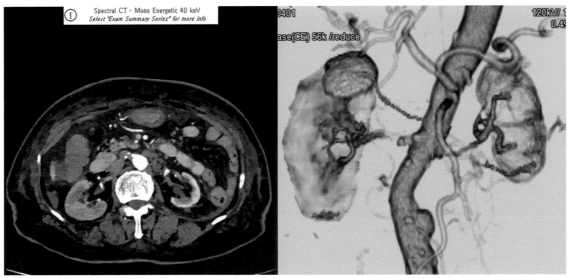

図3 Dual energy CT による造影剤低減が診断、治療方針決定に有用であった症例

80歳台女性、体重60kg。ペースメーカ埋め込み目的で入院中、急性腎不全発症。GFR30以上から急速に10程度に悪化。超音波、単純MRAで両側腎動脈の描出なく、閉塞が疑われるも詳細不明。300濃度の造影剤を30ccと生理食塩水30ccを混注し造影dynamic CTを施行。Dual energy CTの40keVの仮想単色X線画像を用いて、腎動脈閉塞状態の有用な情報が得られた。
右腎動脈のPTA施行の方針となり、右腎動脈の再開通により腎機能の改善が得られ、一時的な透析状態を離脱可能となった。

の低濃度造影剤のCT用シリンジ製剤が市販されることが望まれる。

　読影をする立場からは付加情報が得られる可能性があり、冠動脈やCTA、4D CT以外の造影CTはすべてIQonで施行するのが望ましいが、検査件数や撮影現場の都合からは当然難しい。当初、肺灌流画像（肺胞間質レベルのヨードマップ）や下肢静脈の造影効果増強は通常CTでは得難い情報であり、期待が大きかった肺動脈塞栓症＋深部静脈血栓症の造影CTに関しても、検査件数が多く、すべてをIQonで施行することは難しく、初見例や腎機能不良例、高体重例を優先的に施行している。施設見学をさせていただいた急性期病院ではない施設では、IQonが導入されてから放射線科医の指示で、造影CTはほぼすべてIQonで施行することになったと聞き、にわかには信じられなかったが、現時点では納得であり羨ましい。

　付属のDual energy CTのワークステーションであるISPはクライアントサーバタイプのワークステーションで、Projection DataをベースとしたSpectral（Dual energy）解析用データセットであるSpectral Based Image（SBI）を用い、すべてのSpectral解析を行う。CT室以外でも各読影端末からもストレスなく利用可能である。

　細かい物質分別などは物足りない点もあるが、シンプルで容易、軽快な操作性には変えがたく、多忙な読影業務の中でも使用へのハードルは高くない。特に仮想単色X線はスライドバーで簡単に素早くkeVを変更することが可能で、仮想単純やヨードマップ、カルシウム抑制なども簡便である。

　造影剤低減の低keV画像や肺動脈塞栓症などのSpectral解析画像はルーチン化し、CT室で作成してもらっているが、それ以外でも読影端末でISPを使用する機会が多く、日常業務に浸透している。多忙な読影業務でワークステーションにアクセスする（する気になる）にはシンプルでストレスがないことが重要であることを痛感している。

　また、当院では1次保存のシンスライスサーバがなく、PACSに2mm再構成を保存する形式となっており、より細かいデータが欲しい場合は個別にPACSに送ってもらう必要があるが、ISPには1mmのデータが保存されており、術前や新規病変

に関しては、IQonで撮影すればDual energy CTを用いた造影効果の増強と1mmベースの再構成が作成可能であり、診断情報の追加に有用である。

メーカへの要望、その他

日本のCTの過密検査スケジュールへの対応は前述のように課題はあり、各施設からの意見を真摯に吸い上げていただき、改良が期待される。また、現状では高速広範囲撮影に対応した256〜320列の機種はIQonには存在しない。前述のように通常に撮影されたCTを必要であれば、すべてSpectral解析が可能なIQonの特性は行きつくところ、院内のすべてのCTに拡張したくなる欲が出てくるため、前述の改良が施された256〜320列の機種の登場を個人的には期待したい。

これはIQonに限った話ではないが、異なるメーカのDual energy CTを複数導入すると、その分の別の種類のDual energy解析ワークステーションを増やす必要がある。複数の操作方向の把握や通線、保守も煩雑となり、経済的にも一般病院では荷が重い。現状を考えると共通規格の登場は難しいと思われ、一般病院での複数のDual energy

CTの導入は同一メーカに分がある。1台目のDual energy CTの選択が2台目、3台目の導入に大きな影響を及ぼすと考えられる。

おわりに

地域の中核急性期病院におけるIQon Spectral CTの導入と導入1年弱の使用状況を述べた。使いやすいDual energy CTと解析ワークステーションにより、造影剤低減をはじめ急性期病院における造影CTの適応、有用性の拡大に大いに寄与している。放射線科医師としては非常に満足度が高い。過密スケジュールへの対応の改良や高速広範囲撮影に対応した新機種開発など、今後のメーカの動きに期待したい。

参考文献

1) Tsang DS et al: Quantifying potential reduction in contrast dose withmonoenergetic images synthesized from dual layer detector spectral CT. Br J Radiol 90 (1078): 2017290, 2017
2) Nagayama Y et al: Dual-layer DECT for multiphasic hepatic CT with 50 percent iodine load: a matched-pair comparison with a 120 kVp protocol. Eur Radiol (2018) 28 (4): 1719-1730, 2018

IQon Spectral CTが牽引するスペクトラルイメージングの活用

草山裕介

株式会社フィリップス・ジャパン プレシジョン ダイアグノシス事業部 CTモダリティセールススペシャリスト

Key Words ●Spectral CT ●2層検出器 ●スペクトラルイメージング

フィリップスのIQon Spectral CTはCT検査において新たな価値を提供するソリューションプロダクトとして認知され、その有用性が数多く報告されている。診断能向上、診断に要する時間の短縮、他モダリティでのフォローアップ検査の低減や造影剤量低減など、患者や医療従事者の満足度向上、そして不要なコストの削減にも貢献する。IQon Spectral CTの特長を「確実性」、「シンプル」、「信頼性」の観点で紹介する。

はじめに

"100%スペクトラル。Spectral is Always on"。Philipsのフラッグシップモデルである IQon Spectral CT（以下、IQon）は従来のDual Energy CTが抱えていた課題を解決し、ルーチン検査にてスペクトラル画像を取得できる装置として現在多くの施設で導入されている（**図1**）。IQonではCT検査を受けるすべての患者がスペクトラル画像の恩恵を受けることができる。スペクトラル画像を利

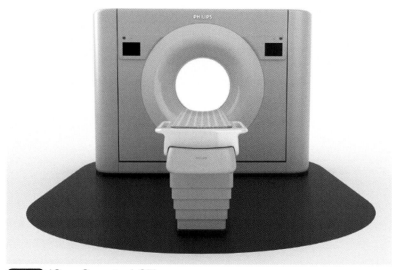

図1 IQon Spectral CT

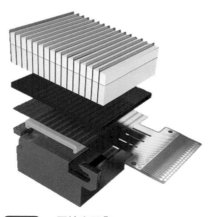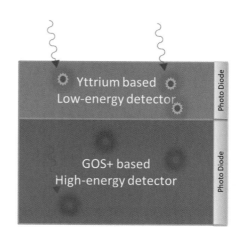

図2 二層検出器「NanoPanel Prism」

用した確実性の高いスクリーニング検査、病変の早期発見、適切なフォローアップとシンプルなワークフロー、造影剤量を低減し信頼性を高めた低侵襲検査など、そのメリットは数多くある[1~3]。今回はIQonの特長を「Certainty（確実性）」、「Simplicity（シンプル）」、「Reliability（信頼性）」の観点から紹介する。

Certainty（確実性）

1）二層検出器を搭載。ズレのない精度の高いスペクトラルデータを取得

IQonの撮影には通常の120kVpの連続X線を使用し、従来のDual Energy撮影のように2つの管電圧によるX線照射を必要としない。IQonに搭載されている二層構造の検出器は「NanoPanel Prism」と呼び、上層と下層で異なる素材のシンチレータを採用し、連続X線を2つのエネルギーとして分光して収集する。上層のシンチレータはイットリウムをベースとした素材を使用し、低エネルギーを収集する。下層にはGOS+素材を使用し、高エネルギーを収集する。取得したデータは上下のシンチレータを遮ることなく、側面に配置した極薄のフォトダイオードで信号に変換しローデータとして格納する（**図2**）。このように二層検出器で収集した2つのローデータは、データ間での位置ズレや時間ズレは存在しない。完全に一致した2つのデータを取得することで、プロジェクション

ベースにおける画像再構成技術や物質弁別が可能となり、精度の高いスペクトラル解析が可能になる[4]。従来の管球側で2つの管電圧を用いてX線照射をするDual Energy方式では、少なくとも高エネルギーと低エネルギーのデータ間でズレが生じていた。その問題をPhilipsでは二層検出器方式を採用することで解決した。

2）スペクトラル画像の画質改善

二層検出器で取得したデータからSpectral Based Image（以下、SBI）と呼ぶスペクトラルデータセットが作られる。このSBIが一つあれば、すべてのスペクトラル画像を参照することができる（**図3**）。SBIを作成する過程において、画質を改善するための新たなプロセスやノイズを低減する画像再構成技術が搭載されている。これにより従来のDual Energy CTでは、仮想単色X線画像の低エネルギーや高エネルギー領域で著しいノイズ上昇があったが、IQonではそのような問題は発生しない[5]。エネルギーを40keVから200keVまで変化させた場合でも画像ノイズは低く抑えられている（**図4**）。IQonでは40keVという最低エネルギーの画像も臨床現場で使用でき、それにより大幅な造影コントラスト改善や造影剤量低減も可能となる。

3）スペクトラル画像の利用で診断能が向上

従来のCT画像とスペクトラル画像を使用した場合の読影を比較したところ、スペクトラル画像を

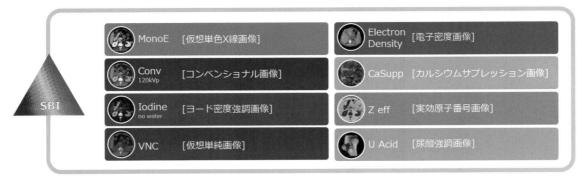

図3 Spectral Based Image（SBI）

SBI

MonoE	[仮想単色X線画像]	Electron Density	[電子密度画像]
Conv 120kVp	[コンベンショナル画像]	CaSupp	[カルシウムサプレッション画像]
Iodine no water	[ヨード密度強調画像]	Z eff	[実効原子番号画像]
VNC	[仮想単純画像]	U Acid	[尿酸強調画像]

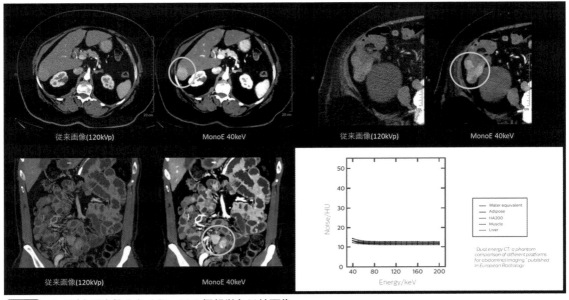

従来画像(120kVp)　MonoE 40keV　従来画像(120kVp)　MonoE 40keV

従来画像(120kVp)　MonoE 40keV

図4 ノイズ上昇を抑えた40keVの仮想単色X線画像

使用した方が診断能は大幅に向上したという報告がある[1]。悪性腫瘍疑いでCTを施行した503名を対象に、従来のCT画像のみとスペクトラル画像を使用した読影において、診断能などに変化があるか検証を行った。スペクトラル画像の読影では、まず40keVの仮想単色X線画像を使用し、その後その他のスペクトラル画像（ヨード密度画像や実効原子番号画像）も参照した。503名のうち悪性腫瘍と確認できた73症例の感度は、従来のCT画像では77%だったが、スペクトラル画像を利用した読影では89%まで向上した。また、嚢胞性病変に関しても性状診断の確信度が大幅に改善し、特に腎臓・肝臓・甲状腺および卵巣で顕著だった。この報告からもスペクトラル画像を用いることで診断能が向上し、病変の早期発見から早期治療へ繋げることが可能であることが示唆された。結果として、「患者のより良い健康の実現」や「患者・家族の満足度向上」に貢献できると考える。

「Simplicity（シンプル）」

1）通常撮影でスペクトラル画像の取得が可能

スペクトラル画像をルーチン検査で使用する上で操作はシンプルでなくてはならない。1日数十件ものCT検査を施行する業務の中、複雑な操作性は医療従事者の負担を増加させるだけでなく、安全性の低下や検査のスループットにも悪影響を与える。IQonは通常撮影で用いる120kVpの管電

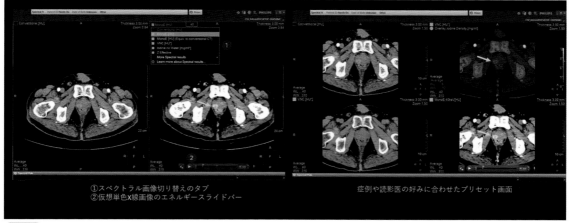

①スペクトラル画像切り替えのタブ
②仮想単色X線画像のエネルギースライドバー

症例や読影医の好みに合わせたプリセット画面

図5 Spectral CT Viewer

圧で撮影を行うため、スペクトラル画像を取得するために特別な設定をする必要がない。撮影前に煩雑なDual Energy撮影のプロトコル設定や、Dual Energy撮影のために特殊な検査オーダーを出してもらう必要はない。IQonは通常撮影において、常にスペクトラル画像に必要なデータを収集しているため、撮影後に必要に応じてレトロスペクティブにスペクトラル画像を参照することが可能となる。また、スペクトラル画像の表示やスペクトラル解析を可能にするSpectral CT Viewerもシンプルで直感的な操作が可能である。仮想単色X線画像（MonoE）のエネルギーの変化は、スライドバーを左右に移動させるだけであり、また他のスペクトラル画像への切り替えもタブのワンクリックで完了する。さらに読影医の好みの画面レイアウトや症例に合わせたフュージョン画像などもプリセットを設定することができ、シンプルかつスピーディにスペクトラル画像を扱うことが可能である（**図5**）。

2）すべての領域でスペクトラル画像の取得が使用可能

IQonはあらゆる診療科に対応し、撮影領域や被写体型などに制限はない。IQonは従来のCTと同じiPatientというインタフェイスを採用し、心電図同期撮影、Full FOV（50 cm）撮影、Auto Exposure Control（AEC）、高速回転撮影など、従来と同様に使用できる（**図6**）。よって、心臓検査で

の造影剤量低減や体格の大きな方への適応も可能となり、そしてAECも使用できることから、被ばく線量の増加はないことが報告されている[6~8]。

IQonではスペクトラル画像の取得によって何かを犠牲にすることがなく、検査を受けるすべての患者にスペクトラル画像のメリットを提供できる。

「Reliability（信頼性）」

1）他モダリティでのフォローアップ検査の低減

CT検査の後、しばしば他モダリティでフォローアップ検査を施行するケースがある。CT画像のコントラスト不足やX線陰性結石などが代表例としてあげられる。IQonではスペクトラル画像を活用することでこれらの課題を解決し、他モダリティでのフォローアップ検査を低減したという報告がある[1]。通常のCTでは、1件あたり0.81％で他モダリティでの追加検査のリクエストがあったのに対し、スペクトラル画像を用いたことで、1検査あたり0.25％まで低下した。このことより、スペクトラル画像を用いることで、より従来に比べ信頼性の高い画像診断が可能になったことが示唆される。さらに他モダリティでのフォローアップ検査を低減できれば、そのモダリティの検査枠を有効活用でき、新規患者の受け入れや検査数の増加により病院の収益向上にも繋がると考えられる。そして、不要な検査を少なくすることは何より患者のためであり、さらに「医療従事者の環境改善」や

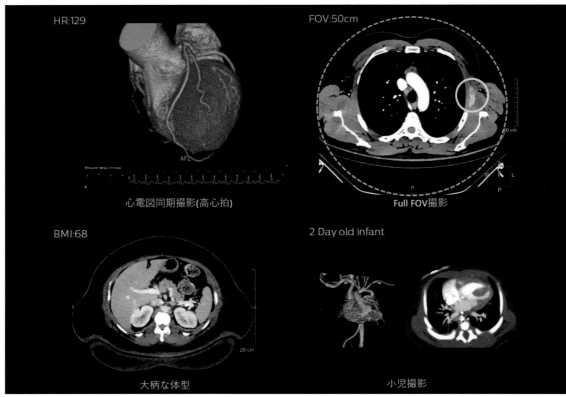

図6 心電同期撮影（高心拍）、Full FOV撮影、大柄な体型、小児撮影

「不要な医療コストの削減」にもつながる。

2) 造影剤量60%低減。診断に要する時間を 34%短縮

　IQonではスペクトラル画像を用いることで造影剤量の低減が可能である。仮想単色X線画像の40keVや50keVを使用することで造影コントラストを著しく向上し、従来に比べ50〜60%以上の造影剤量低減が体幹部や心臓領域において可能だったという報告がある[3, 4, 9]。また、造影剤量の低減によりCINのリスクが高い患者のスキャンも可能となり、本来非造影CT検査を受けていた患者が造影CT検査を施行されるようになったという報告もある[10]。造影剤の使用により肝臓、腎臓、膵臓、頸部、頭部などにおいて病変を識別する能力が向上し、結果として診断に要する時間が今までより34%短縮できた[10]。造影剤量の低減により低侵襲かつ信頼性の高い検査が可能となり、「患者・家族の満足度向上」、さらに「不要な医療コストの削減」

にも貢献できると考える。

おわりに

　今回はIQonの3つの特長である「確実性」、「シンプル」、「信頼性」について、関連機能やエビデンス等を紹介した。スペクトラル画像は現在の画像診断において特別なものから欠かせないものへと変わった。シングルCTからマルチスライスCTに時代が移った時と同じように、スペクトラルCTがルーチン検査の中で当たり前に使用される時代に突入していると感じている。Philipsは現在ヘルスケア領域で実現する4つの目標（Quadruple Aim）を掲げている（**図7**）。「患者のより良い健康の実現」、「患者・家族の満足度向上」、「医療従事者の環境改善」、「不要な医療コストの削減」。IQonはこれら4つの目標を同時に解決するソリューションである。Philipsは今後もスペクトラル画像をはじめとして各モダリティでの最新技術開発、AI技術の応用、

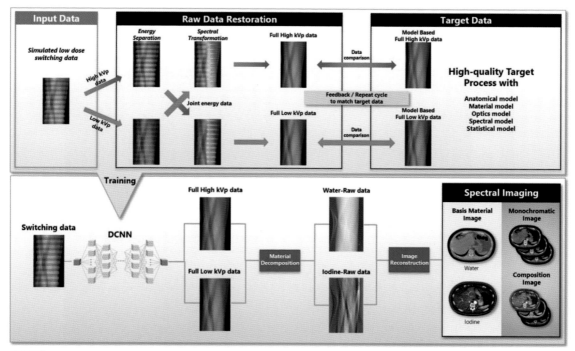

図4 Spectral Reconstruction概念図

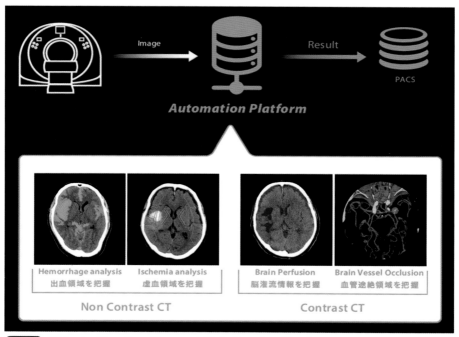

図5 Abierto Reading Support Solution for Stroke

に貢献するシステムである。CTで撮影された画像
データを受信し、自動でアプリケーションを起動。
そのアプリケーションの処理結果として病態に係
わる判断、評価または診断を行うための情報を

PACSへ自動で送信する（**図5**）。Worklistで解析
処理の実施状況や解析結果の有無を確認すること
も可能で、解析結果はFindings Navigatorで一元
的にレビューすることができ、画像診断の効率を

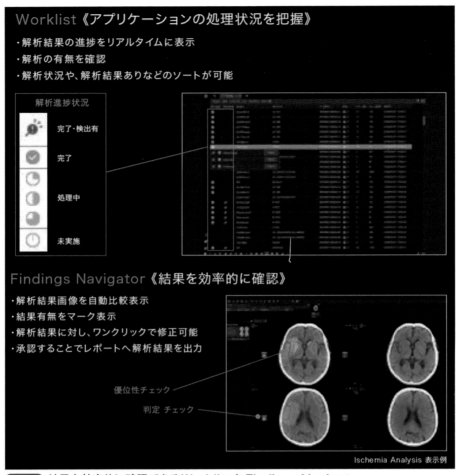

Worklist 《アプリケーションの処理状況を把握》

・解析結果の進捗をリアルタイムに表示
・解析の有無を確認
・解析状況や、解析結果ありなどのソートが可能

解析進捗状況

完了・検出有

完了

処理中

未実施

Findings Navigator 《結果を効率的に確認》

・解析結果画像を自動比較表示
・結果有無をマーク表示
・解析結果に対し、ワンクリックで修正可能
・承認することでレポートへ解析結果を出力

優位性チェック

判定 チェック

Ischemia Analysis 表示例

図6 結果を効率的に確認できるWorklistとFindings Navigator

向上させる（**図6**）。

　また、病院経営への貢献を目的とし、サブスクリプション方式（利用期間に応じて使用料を支払う）による支払いを採用している。これにはバージョンアップも含まれ、年単位での解約も可能とし、施設の運用に合わせコストを最小限に抑え、月々定額で利用が可能となる。

COVID-19に貢献するCT装置

　2019年12月、中華人民共和国の湖北省武漢市で肺炎患者の集団発生が報告された。後にこれはWHOからCOVID-19と命名され、日本国内では1月16日に初めて感染者が報告された。2020年2月1日から12月23日現在までに、国内での新型コロナウイルス感染症の感染者は203,113例、死亡者は2,994名と報告され、現在でも世界中でパンデミックを経験している。COVID-19の検査方法はPCR検査をはじめ、さまざまな方法が存在するが、厚生労働省からは「肺炎の有無を把握するために可能な範囲で胸部CTを撮影することが望ましい」とされている[3]。当社のCT装置では先に紹介したAiCEを用いることで、より低線量で精度の高い胸部検査が行えるほか、感染症対策を講じた撮影も可能である。

　まず、当社のCT装置に採用している寝台マットは表面シートに抗菌剤を添加した抗菌マットとなっており、ウイルスの増殖抑制が期待できる。このマットは抗菌製品技術協議会（SIAA）指定の試験にも合格しており、院内感染抑制を考慮したものとなっている。次に、寝台の稼働は上下動のみならず、左右にも稼働させることができるため、

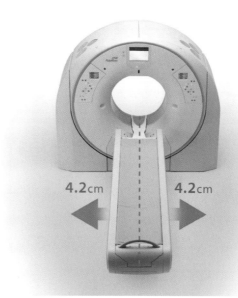

図7 寝台左右動（左右最大4.2cmずつ稼働）

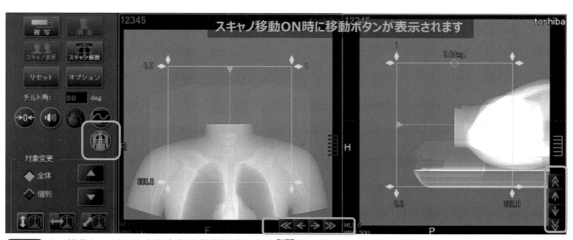

図8 CT操作コンソールから寝台位置を操作できる[SURE]Position

患者が寝台の中央位置にポジショニングできない場合でも、寝台ごと中央に移動が可能である（**図7**）。これはCT操作コンソールから位置決め画像を用いて遠隔で寝台を動かすこともでき、患者に直接触れることなく最適なポジショニングが行えるため、COVID-19感染患者および感染疑い患者の撮影時にCT操作者の感染予防策に効果的と考えている（**図8**）。

CT検査による院内感染防止対策としては、院外にCT装置を設置し感染患者および感染疑い患者と非感染者を接触させないよう、ゾーニングを行うことも効果的である。当社は株式会社Sansei（本社：神奈川県横浜市 代表取締役：尚和直生、以下、Sansei）とコンテナ医療設備 Medical Container-Cube（MC-Cube）を活用した国内初の感染症対策医療コンテナCTを製品化し、2021年1月より販売開始している（**図9**）。これまで当社とSanseiは、災害用の高度医療機器対策として、CTおよび撮影に必要な周辺機器や発電機を搭載したオールインワンの医療コンテナ「MC-Cube」を2014年に製品化し、さまざまな災害現場で実績を積んできた。コロナ禍におけるCT検査では、感

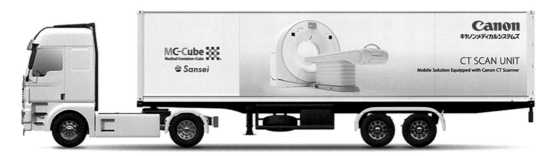

図9 感染症対策医療コンテナCT MC-Cube（Aquilion Lightning Helios i Edition）

染患者あるいは感染疑い患者との接触を避けるように配慮する必要があり、検査ごとに入念な除菌を行ったり、院外などに別のCT室を設置したりするなど、医療機関の負担が増大する。また、除菌などの感染症対策を施した部屋を新たに構築することは、さらなる費用負担や時間的ロスが懸念される。このような問題を解決すべく、当社とSanseiでは陰圧・陽圧が可能な特殊フィルタで除菌する空調システムやアルコール消毒が可能なガラスウォールシステムなど、検査者の感染リスクを減らすための感染症対策を施した移動可能な医療コンテナCTの製品化を進めた。搭載されるCT装置は、最新の80列マルチスライスCTであるAquilion Lightning Helios i Editionで、前述で紹介したAiCEを搭載しており、低線量で高画質な画像診断を可能とする。40フィートのコンテナ内には、検査に必要なCT装置、放射線防護工事を施した検査室、患者の更衣室などがコンパクトに収納されている。コンテナはISO規格コンテナであり、トレーラーで移動可能なため、陸送や海運などにより国内外問わずどこにでも運搬でき、院外のスペースに簡単に設置し、すぐに安全な検査環境を整えることができる。

おわりに

昨今の医療機器の技術革新は目覚しく、CT装置は今後人工知能の活用により、さらに高精細な画像の描出や各診断領域における読影支援の実現が期待できる。また、CT装置自体がシステムの多様化に適合していくことで、これまでの形態診断から機能診断へと変化し、正しい治療方針の決定に大きく寄与できるものと考える。今後もすべての医療機関へ、これまで以上に診断価値の高い情報を提供できるよう開発に取り組んでいく。

参考文献

1) JIRA 代表的な医療機器の歴史 CT 詳細年表
   http://www.jira-net.or.jp/vm/top-page.html
2) X線CT機種別推移表（1978～2003）
   http://www.jira-net.or.jp/vm/pdf/xrayct_pdf04.pdf
3) 新型コロナウイルス感染症（COVID-19）診療の手引き 第4.1版
   https://www.mhlw.go.jp/content/000712473.pdf

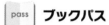
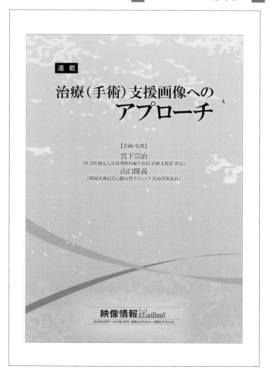

循環器CT撮影の"state-of-the art"
－Deep Learning Image Reconstruction－

高田忠徳／三井　渉

金沢大学附属病院 放射線部

◆◆◆ 施設情報 ◆◆◆

・金沢大学附属病院ならびに金沢大学医学類は、1862年加賀藩に開設された金沢彦三種痘所を起源とし、1949年に学制改革による金沢大学の設置に伴い金沢大学医学部附属病院となった。2008年の金沢大学再編に伴い金沢大学附属病院へ改称された。

・病床数838床（令和2年5月時点）、36の診療科を持つ特定機能病院として北陸の医療の中枢を担う。

・診療放射線技師は42名（育休中・延長雇用含む）在籍し、7つの部門（X線撮影、透視、CT、MRI、血管造影、放射線治療、核医学）を担当している。放射線部の詳細はホームページ（https://web.hosp.kanazawa-u.ac.jp/housyasen/index.html）をご覧いただきたい。

従来の画像再構成から Deep Learning画像再構成時代へ

　CTの登場から30年に渡り、主要な画像再構成手法としてfiltered back projection（FBP）が利用されてきた。その要因としては、FBPの高い計算効率に加え、入力されるサイノグラムが理想的な場合において対象オブジェクトを正確に復元できることが挙げられる。ただし、この理想的な状況をモデル化しFBPに組み込むことは困難である。たとえば、X線の物理特性やデータ収集の統計的性質、システムの幾何学的要因などのさまざまな制限により理想的状況から逸脱し、結果として画像の質を低下させる。この状況を回避するために、十分なX線光子量により統計的ノイズを排除することが望ましいが、放射線被ばくの増加というトレードオフを伴う。

　そこで、FBPとは異なり計算過程に理想的な再構成モデルを組み込むことができるIR（Iterative Reconstruction）を応用した再構成法が開発され、

2009年に米国食品医薬品局（FDA）の認可を受けたSiemens社製IRIS（Iterative Reconstruction in Image Space）が臨床機に初めて搭載された。その後、より複雑なモデルベースを有するMBIR（Model-based Iterative Reconstruction）やFBPとの組み合わせによるhybrid IRなど複数のタイプのIRが臨床機に搭載された。これらのIRは幾何学的要因による再構成の不完全性が改善され、再構成の精度と空間分解能が向上することに加え、デノイジングにより放射線被ばくの低減が期待された。だが一方で「油絵様」「プラスティック様」と例えられる特有のノイズテクスチャをもたらすことから、IR使用の際にはいくつかの制限が提唱され十分な放射線被ばく低減が実現できていないのが現状である。

DLIRの概要[1, 2]

　FBPおよびIRといった従来の画像再構成に変わり注目されているのが深層学習を利用した画像再構

成DLIR（Deep Learning Image Reconstruction）である。現在臨床機に搭載されFDAの認可を得ているDLIRは2種類あり、Canon社製AiCE（Advanced Intelligent Clear-IQ Engine）およびGE社製TrueFidelity™（以下TFI）である。

双方ともに高画質の教師画像を用いてノイズと信号を区別する方法を学習したDNN（Deep Neural Network）が組み込まれているが、AiCEはMBIRにより再構成された画像を教師画像としているのに対しTFIは高線量で撮像されたFBP画像を教師画像としている点に違いがある。さらに、AiCEはhybrid IR画像からDLIRを行うが、TFIは低線量で撮影されたサイノグラムから直接再構成を行う点も異なる。いずれにおいても、臨床使用においてDLIRが日々学習処理をすることはなく、FDAもPMDA（医薬医療機器総合機構）も「市販後学習」は現時点で認めていない。

当院でのDLIRの運用

当院では2019年4月よりGE社製Revolution CTの使用を開始し、同年10月よりTFIを臨床利用している。TFIを組み込んだ撮影プロトコルは当院における従来の撮影プロトコルよりも30％程度線量を低減させて運用している。ただし、本稿を執筆時点でDual EnergyプロトコルにはTFIを組み込めないため、すべての検査での運用は実現していない。

TFIはノイズ低減レベルの異なるLow・Medium・Highの3段階を選択可能で、当院ではスライス厚2.5mm以上ではLow、1.25mm以下ではMediumをルーチンとして出力し、高体重でシビアなノイズ状況ではHighを選択することもある。

TFIの物理特性

TFIのノイズ低減能力については、Highを選択することでFBP画像から50％程度のノイズ改善が期待できる。ただし、改善率はサイノグラムデータのノイズ量に依存するため、低線量でノイズの増加が著しくなるとノイズ改善能は低下する傾向にある。面内の解像特性はハイブリッドタイプのIRであるASiR-V（Adaptive Statistical Iterative Reconstruction-V）と比較し線量およびコントラストによる影響を受けにくく、FBPと同等の解像特性を維持する。

また、ノイズ特性もASiR-Vと比較し空間周波数に依存しにくい特性を有するため、低周波数領域のノイズが十分に低減され、「油絵様」といった特有の違和感が抑えられた画像が得られる。なお、これらTFIの物理特性についてはすでに論文として報告しており[3]、詳細についてはそちらを参照されたい。

循環器領域でのDLIRの有用性

①Coronary CTA

当院での冠動脈を対象とした精査においては、時間分解能の観点から2管球搭載型CTを優先的に使用しているが、心拍が70bpm以下の場合や若年層、さらには肥満体型においては放射線被ばく低減と画質の担保が期待できるGE社製Revolution CTを使用している。特に体重100kgを超える患者においては、TFIによる大幅なノイズ低減が期待できる一方で、従来のIRに見受けられる画像の違和感が十分に抑制された画像を提供でき、診断能の向上に役立っている。図1に一例を示す。

体重が125kg（BMI：41.8）の体型であったが、TFIによりノイズが50％程度改善しながらも違和感のない画像が得られた。ASiR-Vにおいても同程度のノイズ低減効果が得られているが、特有の質感による違和感が否めない。被ばく線量はCT-DIvolで30.4mGy、DLPで487.4mGy・cmであり、高体重ながらDRLs2020における冠動脈成人CTの診断参考レベルである66mGy/1300mGy・cmを大幅に下回った。

Tatsugamiら[4]は冠動脈CTAにおけるDLIRの有用性を世界に先駆けて報告し、hybrid IRよりも有意にDLIRが優れていると述べている。この報告では冠動脈の解像度を定量的に評価する指標とし

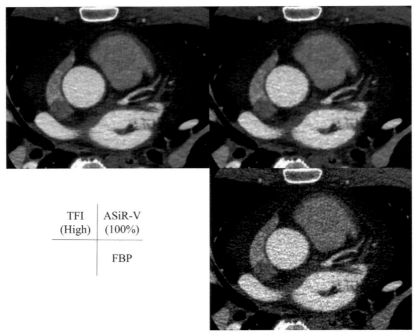

TFI (High)	ASiR-V (100%)
	FBP

図1　冠動脈CTAの一例（42歳　男性　体重：125kg）
各画像のSD値（大動脈）はTFI:22.2、ASiR-V:27.1、FBP:53.6

てERD（Edge rise distance）およびERS（Edge rise slope）による解析を行っている。解析方法の詳細は誌面の制約上割愛するが、冠動脈の直交断面で管腔中心を通る水平線に沿ってCT値プロファイルを生成し、血管辺縁部のCT値が上昇する距離（ERD）と1mmあたりの上昇CT値（ERS）を求めることで血管の辺縁部におけるエッジ情報の保存特性を評価している（**図2**）。つまりERDが小さく、ERSが大きい値ほど急峻なエッジであり、冠動脈の画質が担保されていると考えられる。われわれも3名と少ない被検者であるが同様の検討を行い、TFIとASiR-Vで比較を行った結果を**表**に示す。解析対象はLADとし1名につき6ヵ所のプロファイルを得た。平均ERDは両再構成法で有意差を認めなかったが、平均ERSはASiR-VよりもTFIで有意に高値であり、CT値上昇が急勾配であることが示唆された。

　ここで、現在検討を進めている1mm径のヨードワイヤを用いた解像特性評価の結果を**図3**に示す。

　先に述べたようにKawashimaら[3]の報告では直径30mmのオブジェクトに対する面内解像特性に

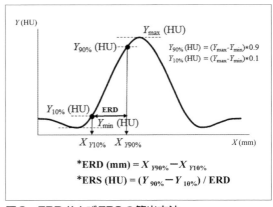

図2　ERDおよびERSの算出方法
　　　（Y_{max}：最大CT値　Y_{min}：最小CT値）
Y_{min}はプロファイルの左右で異なるため、それぞれのY_{min}からERDとERSを算出した。

おいて、TTF（Task Transfer Function）がコントラストおよび線量依存性の影響を受けにくいことを示したが、本実験により径の小さいオブジェクトに対するTTFはASiR-Vほどではないが解像度を維持しないことが明らかとなった。1mm径のデータを冠動脈CTAにそのまま適用できるかは議論の余

表　プロファイルカーブの評価

	TFI	ASiR-V	$p*$
ERD$_{mean}$ (mm)	1.7 ± 0.3	1.6 ± 0.3	0.24
ERS$_{mean}$ (HU/mm)	209.1 ± 34.7	200.3 ± 35.9	0.004

paired t-test

平均ERDに有意差は認めなかったが、平均ERSはTFIが有意に高値であったことから、TFIが急峻なCT値の立ち上がりを維持していることが示唆される。

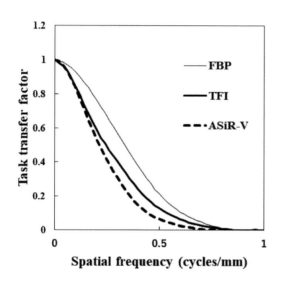

図3　直径1mmのヨード含有ワイヤ（250HU）による面内解像特性（TTF）の比較（線量5mGy）
TFIおよびASiRともにFBPの解像特性を維持できていないことから、微小な構造においてTTFは保持されないことが示唆される。

地があるが、傾向として捉えるには十分なデータであり、DLIRといえども対象が小さい場合には解像特性を維持できない可能性が示唆され、十分な注意は必要である。

図4に先程の症例における冠動脈のストレートCPR（Curved Planner Reconstruction）を示す。FBPと比較しTFIとASiR-Vはボケた印象であり、ヨードワイヤの物理特性結果を反映していると思われる。なお、この微小サイズのヨードワイヤを用いたTTF解析については金沢大学医薬保健研究域の市川勝弘教授らが論文投稿を進めており、詳細な解析方法の説明は控えさせていただきたい。

②TAVI術前CTA

経カテーテル大動脈弁植え込み術（Transcathe-ter Aortic Valve Implantation：TAVI）においては、術前のCTデータを利用して大動脈基部の詳細なサイジングやアクセスルート解析が行われるため、その重要性は周知の事実である。特に大動脈基部計測では造影された血管内腔とその周囲組織との境界が明瞭でなければ計測の精度に影響を及ぼしかねない。つまりCNR（Contrast-to-Noise Ratio）が高値であることがTAVI用CT画像に求められるが、TAVI適応患者の多くは高齢であり、造影剤腎症のリスクを考慮しなければならない。したがって造影剤投与量を減らしつつ高いCNRを得るには"低管電圧の利用"もしくは"低ノイズ画像"が必要条件となる。当院での撮影プロトコルを**図5**に示す。

造影剤の投与量は400mgI/kgを基準とし、腎機能によっては300mgI/kg程度に減量している。撮

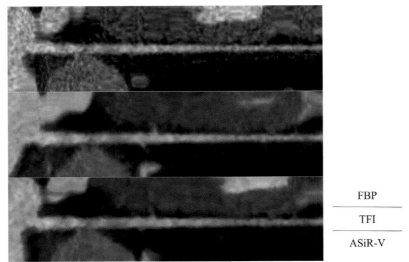

FBP

TFI

ASiR-V

図4　左前下行枝のストレートCPR（42歳　男性　体重：125kg）
FBPと比較し、DLIR・IRともにボケた印象を受ける。IRはさらにブロック様ノイズを認める。

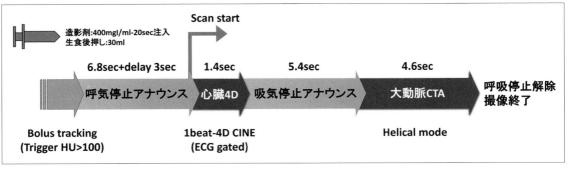

図5　TAVI術前プロトコル

像条件は患者体型や造影剤投与量を考慮して適切な管電圧を選択すると同時に、ノイズ低減効果の高いTFIを利用することで高いCNR値（目標値：14〜16程度）を担保した画像を提供している。**図6**にその一例を示す。当該患者は体重53kgで造影剤投与量は57mLであった。大動脈基部におけるCNRは15.1と十分に高い値が得られており、血管内腔の境界が明瞭に描出され正確な計測が可能であった。**図7**は体重41kgで腎機能がeGFR：18.2 mL/min/1.73mm^{2}であったため350mgI/mL製剤を30mL（256mgI/kg）のみ投与し、管電圧100kVpで撮像した一例である。こちらもTFIの効果によりCNRは14.5と目標値をクリアし術前解析

に支障のない画像が得られた。大動脈CTAも造影効果および画質とも十分であり、低ヨード量ながらアクセスルート解析に支障のない画像が得られた。

　TAVI術前CTでは冠動脈CTAと異なり心周期の全位相データが必要となる。これは弁尖部の長さや動きなどから冠動脈入口部の閉塞リスクを想定するためであり、必然的に被ばく線量が増加することとなる。Revolution CTは256列（カバレッジ16cm）のボリュームスキャンが可能であり、1 beat-4DシネとTFIを組み合わせることで全位相データを低被ばくで収集できる。当院での1 beat-4DシネCTAの被ばく線量は体重50kg程度の場合で35〜40mGyであり、直後に撮像する頸部−骨盤CTA

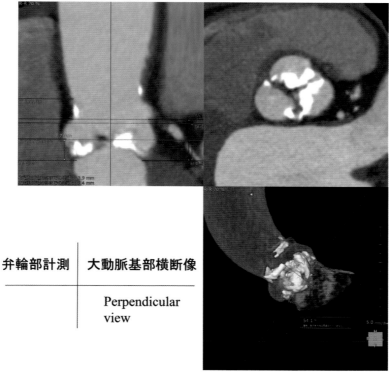

弁輪部計測 ｜ 大動脈基底部横断像

Perpendicular
view

図6　TAVI用大動脈基底部解析（89歳　男性　53kg）
CTDIvolは4D-CINEで38.01mGy、大動脈CTAで20.2mGyであった。

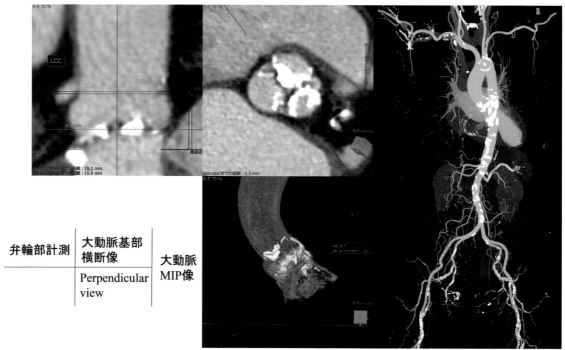

弁輪部計測 ｜ 大動脈基部
横断像
　　　　 Perpendicular
view ｜ 大動脈
MIP像

図7　TAVI用大動脈基底部解析および大動脈アクセスルート確認用MIP画像（90歳　女性　41kg）
CTDIvolは4D-CINEで22.46mGy、大動脈CTAで12.69mGyであった。管電圧はともに100kVp。

の10〜15mGyを加えても被ばく線量を抑えた検査が可能となる。また高齢患者ゆえに呼吸停止も検査の成否を左右する大きな問題である。各撮像収集を短時間で終えることが要求されるが、撮像時間の短縮はノイズの増加にもつながるためTFIが極めて有効となる。ワイドカバレッジCTとDLIRの強力な組み合わせにより「低ヨード量・低被ばく線量・短時間撮影」でかつTAVI支援画像として必要なデータを高画質で提供できることは、高齢な患者に対する術前の負担を大幅に軽減することにもつながっている。

今後の展望

　ここまで当院における循環器領域へのDLIRの利用について症例を交えて紹介した。冠動脈CTAおよびTAVI術前CTにおける今後の動向として、まず冠動脈CTAを利用した冠血流予備比（以下FFR$_{CT}$）の臨床利用が急速に拡大されることが予想される。ただし現時点ではCT画質に起因するいくつかの要因により侵襲的に計測されたFFRよりも精度が低下することがあり、正確な解析結果を得るためのデータ基準を満たさなければ解析不能と判断される場合もある。大規模臨床研究であるDISCOVER-FLOWにおいてはSNR（Signal-to-Noise Ratio）が中央値である26.3を下回った場合のFFR$_{CT}$による診断精度は侵襲的FFRの84.4%であったと報告しており[5]、従来の冠動脈CT画像から狭窄率を求める診断法よりFFR$_{CT}$は優れているとはいえ、画像ノイズの影響が少なからず存在することを示している。DLIRが普及することで高ノイズ画像でもFFR$_{CT}$が適応できるとなれば、より一層市民権を得られると予測される。

　またTAVIにおいては、2020年に弁膜症治療ガイドラインの改訂が行われ、若年層への拡大についてはデバイスの長期耐久性に関するエビデンスの蓄積が少ないことから明確な表現はされなかったが、今後適宜アップデートされるということで適応拡大の可能性が十分にある。2021年2月からは透析患者への保険適応が拡大されたばかりであり、CT検査においてもより低侵襲な方向性を見出さなければならず、低ヨード量化の流れは避けられない。したがって低管電圧を使用することが必須となるが、画像ノイズの増大が懸念される。低管電圧とDLIRの併用により、画像ノイズを気にすることなく低ヨード量プロトコルを構築できる可能性があり、超低侵襲な検査を実現できると考える。

　これら循環器領域のCT検査において、DLIRは一つのブレークスルーとなる可能性を十分に秘めた最先端技術であり、いよいよ真の「ノイズ低減・被ばく低減・ヨード量低減」が可能な時代に突入したと言えよう。

謝辞
本稿の執筆にあたり、物理データをご提供いただいた金沢大学医薬保健研究域の市川勝弘教授ならびに川嶋広貴助教に心より御礼申し上げます。

◇参考文献

1) Hsieh J et al: A new era of image reconstruction: TrueFidelity-technical white paper on deep learning image reconstruction. GE Healthcare website.
2) Zhang Z et al: The use of artificial intelligence in computed tomography image reconstruction- A literature review. J Med Imaging Radiat Sci 51 (4): 671-677, 2020
3) Kawashima H et al: Performance of clinically available deep learning image reconstruction in computed tomography: a phantom study. J Med Imaging (Bellingham) 7 (6): 063503, 2020
4) Tatsugami F et al: Deep learning-based image restoration algorithm for coronary CT angiography. Eur Radiol 29 (10): 5322-5329, 2019
5) Min JK et al: Effect of image quality on diagnostic accuracy of noninvasive fractional flow reserve: results from the prospective multicenter international DISCOVER-FLOW study. J Cardiovasc Comput Tomogr 6 (3): 191-9, 2012

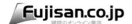

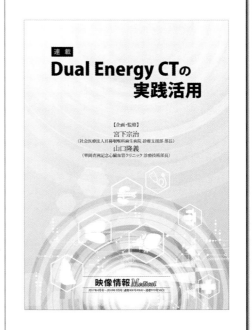

ブレインラボ、「Cirq®ロボットアームシステム」販売開始
―手術支援ロボットアームが、脳神経外科、脊椎外科領域をサポート―

　ブレインラボ株式会社は、脳神経外科手術用ナビゲーションシステムの追加機能として導入可能なエコシステムコンセプトの手術支援ロボットアーム「Cirq®ロボットアームシステム」の販売を2021年2月1日より開始した。

　Cirq®ロボットアームシステム（サーク　ロボットアームシステム）（以下、Cirq）は、ブレインラボ社（ドイツ、ミュンヘン）脳神経外科手術用ナビゲーションシステムのアドオンシステムとして機能する、エコシステムコンセプトの光学式手術支援ロボットアームで、脳神経外科、脊椎外科領域をサポートする。

　脳神経外科ナビゲーションシステムは、手術中の位置情報をミリ単位の精度で3D表示する手術支援コンピュータシステムで、主要な医療機関において、脳神経外科、脊椎外科、耳鼻咽喉科領域で安全な手術を行うための医療機器として導入されている。

　Cirqは、20年以上にわたる研究を重ねたナビゲーションシステムの実績と位置精度を継承するロボットアームシステムとして開発され、2021年1月に日本国内で薬事承認を取得することができた。

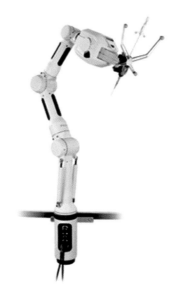

Curveナビゲーションシステ（Cirqロボットアームシステム）

Cirqの特長

・人の腕、手、指に近い可動性を有するモジュールを組み合わせたロボットアームシステム
・電磁ホールドとタッチセンサ機能を有する手動式7DoFロボットアーム
・先端部アライメントモジュールの4DoFキネマティック可動による、ファインチューニング
・先端器具を付け替えることでクラニアルセットアップ、スパインセットアップの双方に対応
・手術台のサイドレールに取り付けるゼロフットプリントデバイス
・手動操作とロボティック制御のモジュールを組み合わせ、可動のすべてをロボットに依存しないコンセプト

・確立されたナビゲーション手術手技を踏襲し、ロボットセットアップ時間を多く必要としないワークフロー

製品概要

一般的名称：脳神経外科手術用ナビゲーションユニット
販売名：Curveナビゲーションシステ（Cirqロボットアームシステム）
医療機器承認番号：22400BZX00153000

ブレインラボ株式会社
https://www.brainlab.com/ja/

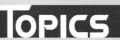

オリンパス、膵胆管への高い挿入性とスムーズな造影剤の注入を サポートする２ルーメンディスポーザブルカニューラ「StarTip 2 V」を発売

オリンパス株式会社は、膵胆管疾患の内視鏡診断治療において、膵胆管への高い挿入性とスムーズな造影剤の注入をサポートする２ルーメン[※1]ディスポーザブルカニューラ「StarTip 2 V（スターチップツーブイ）」を国内で発売開始した。

本製品は、口から挿入した十二指腸内視鏡を通じて、十二指腸乳頭部から膵胆管にアプローチする医療用処置具のひとつである。膵胆管のX線造影を行うための造影剤の注入や、その後の治療をスムーズに行うためのガイドワイヤ[※2]の挿入を目的に用いられる。「先端細径」かつ「造影剤用・ガイドワイヤ用の２つのルーメン構造」を実現したことで、膵胆管への高い挿入性とスムーズな造影をサポートし、安全で効率的な内視鏡診断・治療に貢献する。

※1 内腔・穴
※2 細長い針金状の処置具。十二指腸まで挿入した内視鏡の先端からガイドワイヤを膵胆管内へ挿入し、留置させておくことで、ガイドワイヤに沿わせてその後の処置具の挿入や入れ替えを効率的に行うことができる。

主な特長の詳細
①スムーズな造影剤注入をサポートする２ルーメンタイプ

造影剤送液用・ガイドワイヤ挿入用それぞれのルーメンを搭載した２ルーメンタイプである。１ルーメンタイプに比べガイドワイヤを挿入した状態で十分な造影剤の注入をサポートし、ストレスのないスムーズな手技に貢献する。

②先端細径化により膵胆管への高い挿入性に寄与

２ルーメンタイプでありながら、先端外径1.3mmの細径化（従来製品[※3]比0.2mm細経化）を実現した。先細り型の形状により、膵胆管への高い挿入性を目指す。

先端部を透明にしたことで、ガイドワイヤの突出の視認性向上をサポートし、より安全なカニュレーションに貢献する。

※3 ディスポーザブル２ルーメンカニューラ V-System PR-V614M

膵胆管疾患の内視鏡診断・治療について

胆管結石や、腫瘍などによる胆管狭窄などの膵胆管疾患に対して、患者の身体的負担が少ない内視鏡治療の普及が進んでいる。

治療の手順は、十二指腸まで進めた内視鏡で膵胆管につながる乳頭部を観察し、乳頭部から胆管内へカニューラを挿入する。

カニューラから造影剤を注入して膵胆管のX線写真を撮影することで、直接観察できない膵胆管内の結石や狭窄の有無を診断することができる。

続いて、カニューラからガイドワイヤを挿入し、膵胆管内に留置する。ガイドワイヤに沿わせてさまざまな処置具を用いることで、診断と同時に治療を行うことが可能である。

オリンパス株式会社
http://www.olympus.co.jp/

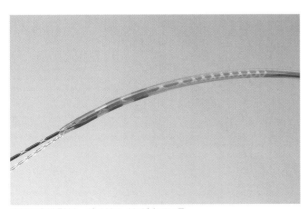

先端から造影剤・ガイドワイヤが出ている

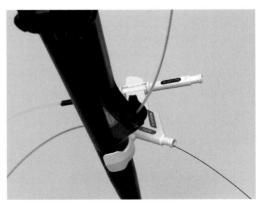

十二指腸内視鏡に本製品を接続している

富士フイルム、放射線治療計画支援ソフトウェア「SYNAPSE Radiotherapy（シナプス レディオセラピー）」新発売

富士フイルム株式会社は、がんの放射線治療計画における医師のワークフローを支援する、放射線治療計画支援ソフトウェア「SYNAPSE Radiotherapy（シナプス レディオセラピー）」[1]をAI技術[2]を活用して開発し、薬機法[3]における医療機器の承認を取得した。富士フイルムは本ソフトウェアを、富士フイルム医療ソリューションズ株式会社を通じて発売を開始した。

放射線治療は、手術、薬物療法（抗がん剤治療）と並ぶがんの3大治療法の1つで、細胞に高エネルギーの放射線を体外から複数回照射したり、小型の放射線源をがん細胞が存在する組織近くの体内に埋め込み体内から放射線を照射して治療する手法である。手術や抗がん剤治療に比べ、体への負担が少なく済むことが多く、手術が体力的に難しい場合などにも対応でき、また、がんの発生した臓器を残し、臓器の機能を温存できる治療として注目されており、国内の治療件数は年々増加している。

一方で、放射線治療の専門医は全国的に少なく、放射線治療医の業務効率化を支援するソリューションへの期待が高まっている。放射線治療では、がん細胞の存在する腫瘍部周辺の正常な臓器に影響を及ぼさないように、あらかじめ計画した量の放射線を、決められた位置に正確に照射する必要がある。

医師は、治療計画装置[4]上で、治療計画用に撮影したCT画像（計画CT）から、腫瘍部およびその周辺の正常な臓器の輪郭をマークし、腫瘍部の形状や正常な臓器との位置関係によって、放射線の入射方向、照射範囲、投与線量、照射回数などの治療計画を決定する。多数のCT画像一枚一枚から腫瘍部および正常な臓器の輪郭をマークする作業は緻密さと、労力を要する。また、複数回の照射の中で腫瘍部が縮小するなど形が変化した場合などは、途中で治療計画を立て直すこともあり、同様の作業が複数回発生することもある。

近年、治療装置の高度化に伴い、より高精度かつ複雑な治療計画が求められるようになってきていることから、医師の負担はますます大きくなっている。

今回発売する放射線治療計画支援ソフトウェア「SYNAPSE Radiotherapy」は、富士フイルムの3次元画像解析システム「SYNAPSE VINCENT（シナプス ヴィンセント）」[5]で培ったノウハウを基にAI技術を活用して開発した「臓器輪郭作成支援機能」[6]と、

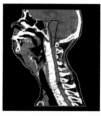
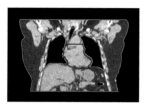

SYNAPSE Radiotherapy上で自動作成した輪郭の結果の表示（左：頭頸部、右：胸腹部）

医用画像情報システム（PACS）で培った技術を生かした「放射線治療ビューア機能」により、医師の放射線治療計画のワークフローを支援する。

「SYNAPSE Radiotherapy」の特長

（1）臓器輪郭作成支援機能
（2）放射線治療ビューア機能

今後は富士フイルム医療ソリューションズが提供する治療RIS「ShadeQuest（シェードクエスト）/TheraRIS（セラリス）」との連携性を高め、「SYNAPSE Radiotherapy」の情報を治療RIS上でも参照できるようにすることで、放射線治療における業務の効率化にさらに貢献していく。

富士フイルムは、医療画像診断支援、医療現場のワークフロー支援、そして医療機器の保守サービスに活用できるAI技術の開発を進め、これらの領域で活用できるAI技術を、"REiLI（レイリ）"というブランドで展開している。今回発売する「SYNAPSE Radiotherapy」も本ブランドを使用。

富士フイルムは、これまで提供してきた放射線診断科向けソリューションに放射線治療科向けソリューションを加え、放射線科全体のワークフローを支援していく。

＊1　SYNAPSE Radiotherapy
　　　販売名：放射線治療計画支援ソフトウェア FRT 931型
　　　承認番号：30200BZX00392000
＊2　AI技術のひとつであるディープラーニングを設計に用いた。導入後に自動的にシステムの性能や精度が変化することはない。
＊3　薬機法：医薬品、医療機器等の品質、有効性および安全性の確保等に関する法律。
＊4　計画CT画像を基に放射線の最適な照射方法を決定し、線量計算を行う装置。
＊5　ボリュームアナライザー SYNAPSE VINCENT
　　　販売名：富士画像診断ワークステーション FN-7941型
　　　認証番号：22000BZX00238000
＊6　「臓器輪郭作成支援機能」の一部にディープラーニングを使用。

富士フイルム株式会社
TEL：03-6383-6272
https://www.fujifilm.com/jp/ja

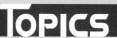
富士フイルム、下部消化管用拡大スコープ「EC-760Z-V/M」と下部消化管用極細径スコープ「EC-760XP/L」新発売

富士フイルムメディカル株式会社は、4色のLED光源搭載の内視鏡システム「ELUXEO（エルクセオ）」用の下部消化管用スコープの新ラインアップとして、拡大スコープ「EC-760Z-V/M」を2021年2月22日、極細径スコープ「EC-760XP/L」を2021年3月22日それぞれ発売開始した。

「ELUXEO」は、4色のLED照明の発光強度を高精度に制御して、白色光と短波長狭帯域光を生成することができる。

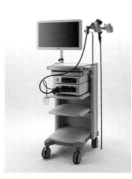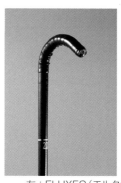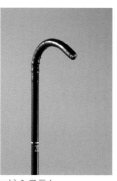

左：ELUXEO（エルクセオ）システム
中：下部消化管用拡大スコープ EC-760Z-V/M
右：下部消化管用極細径スコープ EC-760XP/L

さらに、照射した光と画像処理を組み合わせる「マルチライトテクノロジー」により、粘膜表層の微細な血管や粘膜の微細な構造などを強調して表示する機能「BLI」[*1]や、画像の赤色領域のわずかな色の違いを強調して表示する機能「LCI」[*2]など目的に応じた観察画像を作り出すことができ、微小な病変の観察をサポートする。

今回発売する2種類の下部消化管用スコープは、いずれも挿入部に高い弾発性[*3]を持つ素材を採用した。

医師が操作する際に手元の力が先端部まで伝わりやすい設計とした「高追従挿入部」と、軟性部先端が軟らかく曲がり、曲がった後はまっすぐに戻りやすい設計の「カーブトラッキング」との組み合わせにより、特に屈曲部が多い大腸へのよりスムーズな挿入をサポートする。

また、光源装置への接続が簡便なワンステップコネクターを採用。検査の準備がスムーズに行え、臨床ワークフローの効率を高める。

下部消化管用拡大スコープ「EC-760Z-V/M」の特長

「EC-760Z-V/M」は、光学拡大率最大約145倍[*4]の拡大観察が可能で、粘膜の表面を詳細に観察することができる。

また、操作部に組み込まれた硬度調整リングを回すことで軟性部の硬さを任意に調整できる「硬度調整機能」により、腸管の屈曲や形状、術者の好みに合わせて曲がりやすさを選択することができ、大腸の深部への挿入をサポートする。

さらに、鉗子口径は3.8mmと大口径のため、幅広い処置具に対応するとともに体液やポリープの回収などをスムーズに行うことが期待される。

下部消化管用極細径スコープ「EC-760XP/L」の特長

「EC-760XP/L」は、軟性部外径が9.3mmの極細径かつ、有効長[*5]1690mmのロングタイプとなっており、大腸内で炎症や癒着を起こしている場合や、大腸が長い患者への挿入をサポートする。

極細径ながら、メガピクセルCMOSセンサによって近接2mmからの観察で、粘膜表層の微細な血管などを高精細・高画質な画像で映し出す。

さらに、極細径でありながら副送水管路[*6]を搭載しており、消化管内の粘液や残渣などを除去する副送水機能が使用可能で、クリアな視界を確保し、効率的な検査をサポートする。

富士フイルムは、今後も独自技術を生かし、医療現場のニーズに応える幅広い製品・サービスの提供を通じて、さらなる診断の効率化と医療の質の向上、人々の健康の維持増進に貢献していく。

*1 「Blue LASER Imaging」および「Blue Light Imaging」の略。
*2 「Linked Color Imaging」の略。
*3 挿入部を曲げた際に、元の位置に戻ろうとする力。
*4 26型液晶モニタ（16:9パネル）使用時。
*5 体腔内への挿入が可能な長さのこと。
*6 内視鏡先端から前方に向けて送水するための管路。

富士フイルム株式会社
TEL：03-6419-8033
https://www.fujifilm.com/jp/ja

TOPICS
イベントやセミナー、最新製品情報などホットな話題を提供します。

日立とOPExPARK、協業しSCOTをコンセプトとした 情報統合手術室METISを販売開始

株式会社日立製作所ヘルスケアビジネスユニット（以下、日立）と株式会社OPExPARK（オペパーク／以下、OPExPARK）は次世代情報融合プラットフォーム「OPeLiNK®（オペリンク）」の販売に関して合意した。本合意に基づき、日立は2021年2月26日から情報統合手術室「METIS（メーティス）」の販売を開始した。「METIS」は、これまでAMED*プロジェクトにて取り組んできたSmart Cyber Operating Theater（SCOT®）の概念の下実現した、「OPeLiNK®」を中核とする情報統合手術室である。

現状、手術室の現場では多種多様な医療機器・設備から発生する膨大な情報を医師やスタッフが限られた時間内に判断しつつ治療を行っている。これらの機器はお互い独立して稼働しており、治療として行われる医療行為や患者の生体情報は、それぞれに個別に記録されている。

日立はこれまで、長年培った画像診断機器の技術を治療支援に拡張してきた。術中MRIシステムや、外科手術を行う際に電気メスなどの手術器具の位置をMRIやCTから取り込んだ画像上に表示し、リアルタイムな手術操作箇所の把握を支援する手術ナビゲーションシステムなどの手術支援ソリューションを提供し、治療成績の向上に貢献している。一方、OPExPARKは、あらゆる機器や既存の仕組みとのネットワーク化し、手術室内の各機器の出力データを、デバイス非依存で常に同じフォーマットの表示として提供可能とする情報融合プラットフォーム「OPeLiNK®」を開発してきた。

現在は「OPeLiNK®」を活用した手術機器情報統合システムの開発・販売と、同システムから抽出したデータを基に、いつでも・どこでも最先端の手術が学べる教育コンテンツを制作・配信するサービスを手掛けている。

今回、日立がもつ手術室インテグレーションノウハウとOPExPARKの情報融合プラットフォーム「OPeLiNK®」を組み合わせることで、MRI画像などの映像系に限らず、生体情報などさまざまな手術時の情報を一元管理できる情報統合手術室を実現した。日立は、「OPeLiNK®」を軸に、医療機器を含む手術室のエンジニアリング、手術室運用効率化支援、メンテナンスを各科・各症例向けにSCOT®のコンセプトの下パッケージ化し、「METIS」として販売を開始した。

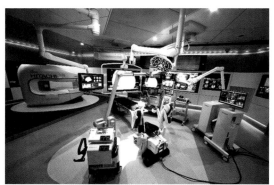
SCOT®化した手術室のイメージ
（東京女子医科大学　HyperSCOT）

「METIS」の導入により、手術室内の各種医療機器から発生する異種情報を時間同期させて保存することが可能となり、従来では困難だった手術過程におけるイベントの多面的な分析を可能とする。

また、病院内の離れた場所との手術統合情報の共有により、場所を問わず手術室の状況を把握することができる。さらに手術室外にいる熟練医師が映像上に注釈を書きこんだり、音声を共有することができ、執刀医と熟練医のコミュニケーションを支援する。

今後、日立とOPExPARKは情報統合を活用した手術情報のデータベースの作成や、本データベースを用いた各科・各症例向け手術支援アプリケーションの拡充を行い、「METIS」の使いやすさや価値向上に取り組んでいくことで医療の発展に貢献する。

＊AMED：国立研究開発法人日本医療研究開発機構

■製品名および製品価格
製品名：情報統合手術室METIS
内容：医療機器を含む手術室のエンジニアリング、手術室運用効率化支援、メンテナンス
販売価格：個別見積
提供開始時期：2021年2月

株式会社日立製作所
http://www.hitachi.co.jp/

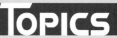
島津製作所、頭部と乳房の検査に特化した、世界初のTOF-PET装置を発売

島津製作所は、頭部・乳房の機能画像を提供する、新型のTOF-PET装置「BresTome（ブレストーム）」を3月1日から国内で発売を開始した。普及している全身用PET装置に比べ解像度が2倍に向上した。保険適用されている脳腫瘍やてんかんの臨床診療[*1]に加え、アルツハイマー型認知症（以下AD、日本の臨床では保険未適用）をはじめとする各種神経変性疾患の診療応用を支援する。さらに、病気の兆候を早期発見して発症や進行の遅延を目指す脳研究に貢献する。

操作ボタンで本装置の検出器ホールを頭部用または乳房用に切り替えて使用する。乳房のPET検査では、これまでに販売してきた乳房専用PET装置「Elmammo Avant Class」で蓄積してきた乳腺外科領域での経験を活かし、臨床診療をさらに支援する。

＊1　本装置の単独使用は、全身PET装置との併用が明らかに不要な場合に限る

医用・分析技術の連携

同社は2020年12月に、「血中アミロイドペプチド測定システム Amyloid MS CL」（以下、「アミロイドMS CL」、未発売）が管理医療機器（クラスⅡ）としての承認を取得した。リバランス通知[*2]に基づく、「診断の参考情報となりえる生理学的パラメータを測定する診断機器」としての承認となる。今後は、血液分析という分析計測技術と、PET画像診断という医用技術で連携することで、各種認知症の予防方法の確立、臨床診断研究、創薬研究などに貢献していく。

＊2　「アミロイドMS CL」が出力するバイオマーカー値の臨床的意義は評価されていない。本製品による検査を実施する際には、関連学会の策定した適正使用指針を順守することが求められる。

製品の特長

①脳機能の検出性能が格段に向上

最新の半導体検出器を採用した近接型（直径30cm）の検出器ホールを備えている。全身用PET装置（検出器ホールは直径約80cm）に比べ、高感度、高スループットで検査が行え、脳内の薬物動態を高精細にとらえる。乳房検査では、乳房専用PET装置と同等の高精細画像を提供し、胸壁近くまで撮像できる。

②世界初、頭部検査専用装置と乳房検査専用装置が一体に

検出器ホールを移動させることで、頭部検査と乳房検査のいずれにも対応できる。頭部と乳房に特化し、1台で両方に対応できる、世界初のPET装置である。

■本装置のプロトタイプ機で共同研究を行っている近畿大学放射線医学教室の石井一成教授からのコメント

本装置は頭部専用PET装置としては世界初の実用機としてその高い分解能を得ることができます。一般的なPET-CTとは異なる装置原理については共同研究の中で追加検証中ですが、今後増加する脳PET検査需要に応える画期的な装置となるものと考えられます。乳房専用機としては従来機より広い範囲で撮像でき腋窩リンパ節も撮像可能で臨床使用で大きな期待ができます。

【製造販売承認番号】（医療用）
30200BZX00329000　TOF-PET装置 BresTome

株式会社島津製作所
TEL：075-823-1271
https://www.shimadzu.co.jp/

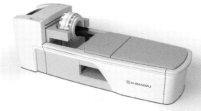
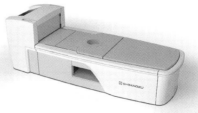
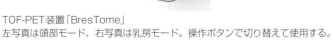

TOF-PET装置「BresTome」
左写真は頭部モード、右写真は乳房モード。操作ボタンで切り替えて使用する。

映像情報 Medical **2021年5月号予告**

特集 『超音波、新しいルーチン検査としての SMI/ATI』(仮)

被ばくのない超音波装置は、幅広い臨床領域において診断からフォローアップまで用いられていますが、微細で低流速の血流描出技術 SMI（Superb Microvascular Imaging）が多領域で行われるようになり、肝臓脂肪量の定量評価を可能にする技術 ATI（Attenuation Imaging）の利用が多くの施設で取り入れられています。SMI/ATIの最新動向をお伝えします。

■臨床論文
【SMI】
・小川定信（大垣市民病院　放射線科）
・豊田英樹（ハッピー胃腸クリニック）
・簡野泰光（隠岐広域連合立　隠岐島前病院）
・齋田　司（筑波大学附属病院）

・松ヶ角 透（京都府立医科大学）
・浅井宣美（茨城県立こども病院）
・鈴木　完（東京大学医学部附属病院）

【ATI】
・田村悦哉（肝臓クリニック札幌）
・松田美津子（福島医科大学附属病院）
・中塚拓馬（東京大学医学部附属病院）

・今井康晴（清川病院（レインボークリニック））
・笹木優賢（名古屋大学付属病院 医療技術部 臨床検査部門）
・中迫祐平（広島赤十字・原爆病院）

連載 循環器CT撮影update 2021
三浦祐二（医療法人春林会 華岡青洲記念病院）

※敬称略・順不同
※内容は一部変更する場合がございます。あらかじめご了承ください。

映像情報メディカル　2021年4月号
第53巻 第4号 通巻962号 2021年4月1日発行

発行人　分部 康平
発行所　産業開発機構株式会社　映像情報メディカル編集部
　　　　〒111-0052　東京都台東区柳橋1-1-15　浅草橋産業会館 307号
　　　　TEL：03（3861）7051（代表）
　　　　FAX：03（5687）7744
　　　　E-mail：medical@eizojoho.co.jp
　　　　URL：https://www.eizojoho.co.jp/
デザイン・DTP　ライブコンタクト
印　刷　三報社印刷（株）
定価：本体1,900円＋税　送料別
年間：本体20,500円＋税　送料込
郵便振込：00110-2-14817